Treinamento de Força e Periodização
para Modalidades de Resistência

Charles Ricardo Lopes
Sandro Rodrigues dos Santos

Treinamento de Força e Periodização
para Modalidades de Resistência

CORRIDA • NATAÇÃO • CICLISMO • TRIATLO

Copyright © Editora Manole Ltda., 2023 por meio de contrato com os autores

Produção editorial: Kiyomi Yamazaki
Projeto gráfico: Departamento Editorial da Editora Manole
Diagramação: Elisabeth Miyuki Fucuda
Ilustrações: Eduardo Borges
Capa: Ricardo Yoshiaki Nitta Rodrigues
Imagem da capa: istock.com

CIP-BRASIL. CATALOGAÇÃO NA PUBLICAÇÃO
SINDICATO NACIONAL DOS EDITORES DE LIVROS, RJ

T722
Treinamento de força e periodização para modalidades de resistência : corrida, natação, ciclismo e triatlo / editores Charles Ricardo Lopes, Sandro Rodrigues dos Santos. - 1. ed. - Santana de Parnaíba [SP] : Manole, 2023.
   ; 23 cm.

   Inclui bibliografia e índice
   ISBN 978-65-5576-795-7

   1. Educação física. 2. Esportes. 3. Periodização do treinamento físico. I. Lopes, Charles Ricardo. II. Santos, Sandro Rodrigues dos.

22-81216	CDD: 613.711
	CDU: 613.71

Gabriela Faray Ferreira Lopes - Bibliotecária - CRB-7/6643

Todos os direitos reservados.
Nenhuma parte deste livro poderá ser reproduzida,
por qualquer processo, sem a permissão expressa dos editores.
É proibida a reprodução por fotocópia.

A Editora Manole é filiada à ABDR – Associação Brasileira
de Direitos Reprográficos

Edição – 2023

Editora Manole Ltda.
Alameda América, 876
Tamboré – Santana de Parnaíba – SP – Brasil
CEP: 06543-315
Fone: (11) 4196-6000
www.manole.com.br | https://atendimento.manole.com.br/

Impresso no Brasil
Printed in Brazil

Sobre os autores

Charles Ricardo Lopes

Doutor e Mestre em Biodinâmica do Movimento Humano pela Universidade Estadual de Campinas (Unicamp). Pós-graduado em Ciências do Esporte pela Unicamp. Pós-graduado em Treinamento Esportivo pelo Instituto de Cultura Física de Havana (Cuba). Líder do Grupo de Pesquisa em Performance Humana da Universidade Metodista de Piracicaba (Unimep). Autor dos livros *Treinamento de força, potência e hipertrofia nos esportes*; *Periodização esportiva e fisiologia do treinamento*; *Futebol sistêmico: conceitos e metodologia de treinamento*. Preparador físico das modalidades esportivas: Seleção Brasileira de Basquetebol Feminino das categorias juvenil e cadete; tenista Joana Cortez (Jogos Olímpicos de Sidney – 2000); tenista Ricardo Mello; equipe de voleibol feminino BCN-Osasco; e fisiologista do nadador César Cielo Filho. Revisor e editor de revistas indexadas no Brasil e no exterior.

Sandro Rodrigues dos Santos

Doutor e Mestre pela Faculdade de Ciências Médicas da Universidade Estadual de Campinas (FCM-Unicamp). Pós-graduado em Triatlo pela Unicamp. Pós-graduado em Fisioterapia Musculoesquelética pela Metrocamp. Pós-graduado em Gestão de Academias pela Universidade Veiga de Almeida. Pós-graduado em Treinamento Desportivo pelas Faculdades Metropolitanas Unidas (FMU). Especialista em Corrida de Rua (Metodologia VO2 Pro/FMU). Graduado em Educação Física pela Pontifícia Universidade Católica de Campinas (PUC-Campinas). Graduado em Fisioterapia pela Universidade Paulista (Unip). Professor de cursos de graduação e pós-graduação. Idealizador e Coordenador nacional da Pós-graduação em Endurance (Instituto Valorize). Técnico e diretor de Assessoria Esportiva em Corrida, Ciclismo e Triatlo. Diretor Técnico da Move Academia – Vinhedo (2015-2021). Atuou como preparador físico de futsal profissional (Pulo Futsal – Campinas). Preparador físico da Seleção Brasileira de Futebol de 5 (cegos) – Tricampeã Paralímpica em Londres – ING (2012).

Durante o processo de edição desta obra, foram tomados todos os cuidados para assegurar a publicação de informações técnicas, precisas e atualizadas conforme lei, normas e regras de órgãos de classe aplicáveis à matéria, incluindo códigos de ética, bem como sobre práticas geralmente aceitas pela comunidade acadêmica e/ou técnica, segundo a experiência do autor da obra, pesquisa científica e dados existentes até a data da publicação. As linhas de pesquisa ou de argumentação do autor, assim como suas opiniões, não são necessariamente as da Editora, de modo que esta não pode ser responsabilizada por quaisquer erros ou omissões desta obra que sirvam de apoio à prática profissional do leitor.

Do mesmo modo, foram empregados todos os esforços para garantir a proteção dos direitos de autor envolvidos na obra, inclusive quanto às obras de terceiros, imagens e ilustrações aqui reproduzidas. Caso algum autor se sinta prejudicado, favor entrar em contato com a Editora.

Finalmente, cabe orientar o leitor que a citação de passagens da obra com o objetivo de debate ou exemplificação ou ainda a reprodução de pequenos trechos da obra para uso privado, sem intuito comercial e desde que não prejudique a normal exploração da obra, são, por um lado, permitidas pela Lei de Direitos Autorais, art. 46, incisos II e III. Por outro, a mesma Lei de Direitos Autorais, no art. 29, incisos I, VI e VII, proíbe a reprodução parcial ou integral desta obra, sem prévia autorização, para uso coletivo, bem como o compartilhamento indiscriminado de cópias não autorizadas, inclusive em grupos de grande audiência em redes sociais e aplicativos de mensagens instantâneas. Essa prática prejudica a normal exploração da obra pelo seu autor, ameaçando a edição técnica e universitária de livros científicos e didáticos e a produção de novas obras de qualquer autor.

Agradecimentos

Aos meus pais, Francisco Florêncio Lopes e Maria Rosa Lopes (*in memoriam*), que me incentivaram e apoiaram em todos os momentos da minha vida profissional e acadêmica. Vocês são verdadeiros exemplos de dignidade e sabedoria, amo muito vocês. À minha esposa Fabiana, que sempre esteve ao meu lado em todos os momentos da minha vida profissional e acadêmica. Você é o amor da minha vida. Aos meus filhos, Pedro e Júlia. Vocês são as minhas fontes de inspiração e motivação.

Charles Ricardo Lopes

Aos meus pais, Jair e Neusa, que incondicionalmente sempre estiveram ao meu lado durante toda a vida. À minha esposa Tathi, parceira, amiga e inspiração. Meu ponto de equilíbrio em todas as horas em que "a corda balançou"... Eu te amo! Ao meu filho, Bernardo, que me mostrou o sentido da vida. A todos os meus alunos e atletas que me ensinaram muito mais que as tantas Universidades.

Sandro Rodrigues dos Santos

Sumário

Prefácio do atleta César Cielo XI

Prefácio do atleta Oscar Galindez XII

Prefácio do Prof. Dr. Paulo Marchetti XIII

Prefácio do Prof. Orival Andries Junior XV

Introdução XVII

1 Fisiologia neuromuscular 1

2 Carga de treinamento 22

3 Manifestações da força e variáveis do treinamento 34

4 Treinamento de força: corrida, natação, ciclismo e triatlo 44

5 Métodos de treinamento de força 88

6 Modelos práticos de periodização 104

Índice remissivo 159

Prefácio do atleta César Cielo

Sempre acreditei que o trabalho de força na natação é um dos pilares fundamentais para grandes *performances*.

Digo isso por experiência própria. Minha carreira e meus resultados tiveram uma grande ascensão a partir do momento em que iniciei o trabalho de força dentro e fora da piscina.

Conheci o Professor Charles por intermédio da minha mãe – na época ambos eram professores de pós-graduação – e tivemos a oportunidade de trabalhar juntos por anos.

Foram temporadas de muito aprendizado para ambos, sempre em busca da melhor *performance* utilizando nossos conhecimentos e sabedoria.

Existe uma grande barreira entre a teoria e a prática no alto rendimento esportivo, e o nosso objetivo há muitos anos é fundir esses dois universos.

Este livro é mais um passo nessa direção.

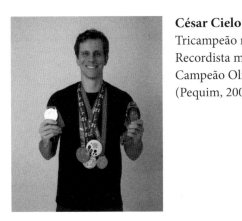

César Cielo
Tricampeão mundial dos 50 metros livre
Recordista mundial dos 50 metros livre
Campeão Olímpico dos 50 metros livre
(Pequim, 2008)

Prefácio do atleta Oscar Galindez

É um grande prazer receber o convite do Professor Sandro, que atua na área da ciência do esporte, sempre à procura de técnicas e metodologias visando otimizar o desempenho esportivo.

O triatlo é um esporte de resistência e, literalmente, devemos considerar o *treinamento de força* parte integrada e necessária no planejamento do "nadapedalacorre".

O treino dessa valência (*força*) prepara os músculos; e músculos mais fortes podem fazer trabalhos mais intensos durante mais tempo, sem fatigar ou retardando a fadiga o máximo possível.

Analogamente, seria como um carro grande e pesado com um motor pequeno, que não teria muita velocidade final, nem potência. Se trocarmos o motor por um grande e potente V8, podemos alcançar a velocidade desejada dispondo de potência suficiente para superar outros carros. O corpo seria igual ao carro com o motor pequeno. Com o trabalho de força, alteraríamos as "cilindradas" do nosso motor, então nossa *performance* melhoraria.

Sempre dei importância a meu treino de força, mesmo antes de me tornar triatleta na década de 1980. Com certeza foi primordial para "esmagar" os pedais e ainda assim conseguir correr com estruturas menos danificadas, ajudando a conquistar meus objetivos.

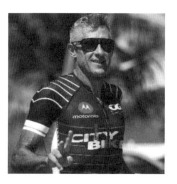

Oscar Galindez
Atleta olímpico
Tricampeão Ironman Brasil
Campeão mundial de Duathlon
Vice-campeão mundial Ironman 70.3

Prefácio do Prof. Dr. Paulo Marchetti

O treinamento de força é uma ferramenta fundamental na preparação esportiva para diversos esportes de resistência. A ciência aplicada ao treinamento de força mostra evidências claras da importância da força e da potência em esportes como ciclismo, natação, corrida e triatlo. No entanto, a correta aplicação de exercícios, carga de treinamento, planejamento e periodização pelos treinadores é pouco discutida e explorada.

O livro *Treinamento de força e periodização para modalidades de resistência: corrida, natação, ciclismo e triatlo*, escrito pelos Professores Doutores Charles Ricardo Lopes e Sandro Rodrigues dos Santos, apresenta aos leitores conteúdo científico sobre treinamento de força aplicado a cada etapa do ciclo de treinamento da natação, corrida, ciclismo e triatlo.

A obra também traz exemplos aplicados à realidade esportiva para oferecer uma visão ampla e prática sobre o uso do conhecimento científico no dia a dia dos treinadores. Em uma abordagem teórica e prática da utilização do treinamento de força em esportes de resistência, discute tópicos importantes e fundamentais norteados pelos seguintes capítulos: Capítulo 1 – Fisiologia neuromuscular; Capítulo 2 – Carga de treinamento; Capítulo 3 – Manifestações da força e variáveis do treinamento; Capítulo 4 – Treinamento de força: corrida, natação, ciclismo e triatlo; Capítulo 5 – Métodos de treinamento de força; Capítulo 6 – Modelos práticos de periodização.

Este livro visa expandir o conhecimento prático de estudantes, professores de Educação Física, atletas, técnicos e profissionais da área da saúde quanto à aplicação do treinamento de força para esportes de resistência. Portanto, uma obra fundamental na biblioteca de todo profissional atualizado.

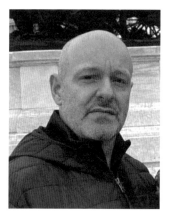

Prof. Dr. Paulo Marchetti
Professor Titular e Orientador do MS. da California State University (EUA)
Coordenador e Pesquisador do Laboratório de Treinamento de Força (CSUN, EUA)
Pós-doutor (IOT, USP), Doutor e Mestre (EEFE, USP)
Especialista em Fisiologia de Exercício (EPM, Unifesp), Treinamento Desportivo (EPM, Unifesp) e Treinamento de Força (NSCA, EUA)
Autor de livros de biomecânica e treinamento de força

Prefácio do Prof. Orival Andries Junior

Esta obra foi escrita pelos Professores Sandro e Charles, profissionais que admiro, pois conseguem concretizar metodologias de treino em práticas possíveis e verdadeiras. Conheci os autores como meus alunos que se tornaram profissionais de extrema competência.

Foi uma honra receber o convite para prefaciar *Treinamento de força e periodização para modalidades de resistência: corrida, natação, ciclismo e triatlo*, porque trata de assuntos de elevada importância na área do treinamento.

Este livro apresenta aspectos relevantes para o entendimento e o desenvolvimento do trabalho de força, desde a fisiologia neuromuscular, passando pelo metabolismo e pela metodologia de treino, e chegando aos modelos práticos de treinamento. Uma obra contemplada por relevantes abordagens que acredito serem de grande utilidade para os profissionais da área do treinamento.

Um abraço e FORÇA!

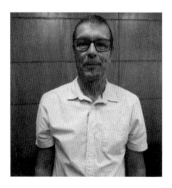

Prof. Orival Andries Junior
PhD, Livre-docente na Faculdade de Educação Física da Unicamp

Introdução

No esporte de alto desempenho esportivo, o principal objetivo do treinamento físico é levar os atletas a altos níveis de *performance* durante a competição atlética, níveis estes favorecidos pelas alterações (adaptações) positivas do estado físico, motor, cognitivo e afetivo. Esse processo complexo de melhoria do rendimento ou *performance* do atleta vem sendo buscado de inúmeras formas: inovações em uniformes, desenho de equipamentos, tendências modernas na nutrição desportiva, suplementação etc. Assim, é necessário planejar adequadamente todo o processo de treinamento, buscando um desenvolvimento lógico e sequencial das habilidades e capacidades biomotoras do atleta. Esse processo de planejamento é denominado periodização do treinamento esportivo.[1-2]

O princípio do controle da carga de treinamento consiste na modulação das variáveis agudas do treinamento, como intensidade, volume, pausa, cadência de movimento, ações musculares, ordem, seleção dos exercícios, amplitude de movimento, meios e métodos de treinamento, sempre com o objetivo de aumentar o rendimento das capacidades biomotoras específicas, que diferem em ordem de prioridade, dependendo das modalidades em questão.[2-3]

A execução de unidades de treinamento faz parte de um processo sistêmico integrado, no qual o somatório dos estímulos aplicados objetiva o condicionamento adequado. Esse processo é constituído por períodos específicos, denominados ciclos de treinamento. A quantidade de ciclos durante um ano competitivo pode variar de acordo com a modalidade praticada ou o número de competições previstas a serem disputadas.

Nesse sentido, as modalidades de resistência como as corridas de rua, natação, ciclismo e triatlo tornaram-se comuns em várias partes do mundo, e a cada dia cresce o interesse por essas modalidades esportivas. Inerente a esse crescimento, é natural que as pessoas interessadas nessas modalidades busquem aperfeiçoar sua periodização do treinamento com o propósito de melhorar o rendimento esportivo. Apesar disso, de maneira equivocada, muitos atletas/técnicos amadores e/ou profissionais acreditam que somente a prática da corrida, natação ou ciclismo possa proporcionar um melhor desempenho na *performance* esportiva.

É evidente que a utilização da própria corrida, natação, ciclismo e triatlo como meio de treinamento é uma estratégia apropriada para a melhora no rendimento esportivo, uma vez que essa ação atende ao princípio da especificidade do treinamento esportivo. No entanto, o treinamento de força é, sem dúvida, uma estratégia eficiente para melhoria do desempenho, prevenção de lesões e economia de movimento nas modalidades de resistência.

Sabendo, então, da importância de organizar e planejar as cargas de treinamento no nadar, pedalar e correr, de maneira isolada ou concomitantemente, como no triatlo, o treinamento de força, que já é claramente evidenciado na literatura como potencializador do desempenho nas modalidades cíclicas de *endurance*, deve ser visto e ajustado de maneira integrada às práticas específicas de cada modalidade supracitada, buscando, por meio da interconexão das cargas de treinos de cada ciclo (micro, meso e macrociclo), levar o atleta ao maior nível de aptidão física e técnica. Cada detalhe pode fazer a diferença entre o êxito e o fracasso nesses esportes que, apesar da longa duração, têm sido definidos, muitas vezes, por frações de segundo.

Nesse contexto, dividido em capítulos que vão desde a estrutura da fisiologia neuromuscular a modelos práticos da periodização, este livro pretende abordar aspectos essenciais do treinamento de força (cargas, manifestações e métodos) para que o treinador e (ou) o atleta possam usufruir de um relevante acervo teórico, mas acima de tudo aplicar esses conceitos no dia a dia de sua prática esportiva, colhendo, de maneira tangível e mensurável, resultados mais significativos em todo o processo que envolve a ciência do treinamento para as modalidades de resistência.

REFERÊNCIAS

1. Matveev LP. Teoría general del entrenamiento deportivo. Barcelona: Paidotribo; 2001.
2. Monteiro AG, Lopes CR. Periodização esportiva: estruturação do treinamento. São Paulo: AG Editora; 2014.
3. Bompa TO. Periodização: teoria e metodologia do treinamento. São Paulo: Phorte; 2002.

Fisiologia neuromuscular

Cerca de 40% dos tecidos do corpo são constituídos por músculos esqueléticos. Estes são os músculos que estão ligados aos ossos e que produzem movimento por meio das articulações. Iniciam-se no menor nível anatômico do músculo e das proteínas que compõem cada fibra muscular, e se expandem gradualmente em cada estrutura, podendo-se verificar como todos eles se unem para compor uma estrutura intacta, e por fim o músculo se põe em funcionamento. Neste capítulo será apresentada uma visão geral da anatomia muscular do corpo humano e das funções dos principais grupos musculares.[1]

Também abordaremos como os músculos são estimulados pelo sistema nervoso, além de descrever o passo a passo da contração muscular. Como você verá, esse conhecimento é importante para o treinamento de força nas modalidades de resistência, porque apenas os músculos que são estimulados por exercícios serão treinados e, assim, sofrerão as adaptações fisiológicas. Além disso, explicaremos como diferentes cargas de treinamento de força podem estimular e adaptar os diferentes tipos de fibras musculares. Por fim, apresentaremos os diversos tipos de ações musculares e a maneira como essas ações, em conjunto com as estruturas do músculo, afetam a produção de força e de potência.

O músculo esquelético é constituído de muitas proteínas não contráteis que fornecem o melhor alinhamento estrutural das proteínas contráteis, actina e miosina, que são vitais para a função muscular. Conforme observado na Figura 1, uma variedade de proteínas não contráteis fornece uma rede que mantém estruturalmente no lugar as proteínas contráteis, permitindo, assim, orientações espaciais estritas e propiciando suas interações a fim de que os músculos possam produzir força e energia.[2]

A menor unidade contrátil do músculo esquelético é chamada de sarcômero. O sarcômero é constituído de várias proteínas não contráteis (p. ex., titina, nebulina, proteínas Z e assim por diante), bem como das proteínas contráteis, actina e miosina, proteínas essas responsáveis pelas pontes cruzadas (contração muscular).[3] As miofibrilas constituem uma única fibra muscular, também cha-

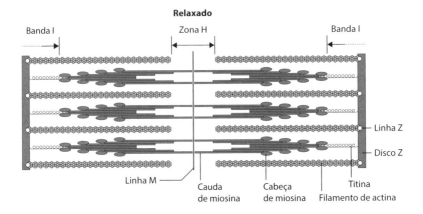

Figura 1 O sarcômero é feito de uma rede de proteínas não contráteis que mantém actina e miosina no lugar para interações ideais durante a produção de força muscular.

mada de célula muscular. As fibras musculares são agrupadas em feixes; e os feixes de fibras musculares constituem o músculo intacto. Os diferentes tipos de tecido conjuntivo, por sua vez, são chamados de fáscias, que circundam os feixes de fibras musculares e o próprio músculo esquelético.[2] As proteínas não contráteis e o tecido conjuntivo encontrados no músculo constituem o componente elástico do músculo esquelético. Essas proteínas elásticas (p. ex., titina e nebulina) adicionam maior força ao encurtamento do músculo.

Os sarcômeros representam as chamadas unidades básicas de contração muscular. O sarcômero é a unidade contrátil básica do músculo esquelético, e toda força produzida pela contração muscular inicia-se com as interações entre os miofilamentos de actina e miosina dentro dessa pequena estrutura do músculo esquelético.[2] Um sarcômero tem sua extensão de uma linha Z para a próxima linha Z, sendo a menor unidade funcional no músculo que pode encurtar.

Cada sarcômero contém várias áreas claras e escuras distintas. Essas áreas dão ao músculo esquelético uma aparência listrada ou estriada quando examinado sob um microscópio especial; por causa disso, o músculo esquelético também é chamado de músculo estriado, já que possui estrias visíveis.[3] Essas áreas claras e escuras refletem o arranjo dos filamentos de actina e miosina. As áreas claras representam a zona H, que não contém actina e contém apenas uma pequena quantidade de miosina. As bandas I estão no terminal do sarcômero e contêm apenas filamentos de actina; são compostas por uma estrutura denominada disco Z, na qual se encontra uma proteína que tem relação com a transmissão de força dentro do músculo esquelético, chamada de alfa-actinina.[3]

As áreas escuras que representam as bandas A contêm filamentos de actina e miosina sobreposicionados. Os sarcômeros estão ligados uns aos outros longitudinalmente na linha Z para formar uma miofibrila. Muitas miofibrilas empilhadas paralelamente umas às outras formam uma fibra muscular (Figura 2).

FIBRAS MUSCULARES

O músculo é constituído basicamente por células cilíndricas e multinucleadas denominadas fibras musculares, que por sua vez são compostas por inúmeras miofibrilas. O tecido muscular esquelético é muito heterogêneo: a heterogeneidade é uma propriedade de todos os músculos e parece ser essencial para sua capacidade funcional.[2] Além disso, são empregados para responder a uma ampla gama de demandas funcionais em cada espécie animal e são diferentes de espécie para espécie.

A flexibilidade funcional, que permite que o mesmo músculo seja usado para várias tarefas, como a manutenção da postura ou repetidas contrações de baixa, moderada, alta e máxima intensidade, encontram sua base (1) em um controle nervoso poderoso e preciso (neurônio motor e taxa de recrutamento) e (2) na disponibilidade que cada músculo tem em relação a determinado tipo de fibra muscular e com características funcionais distintas (p. ex., tempo de contração, potência de pico de contração, velocidade de encurtamento e resistência à fadiga). A heterogeneidade funcional e estrutural dos músculos esqueléticos tem sido objeto de várias revisões.[4-6]

As fibras musculares envolvem muitos aspectos da estrutura e função muscular. A determinação de qualquer parâmetro funcional em uma população tem

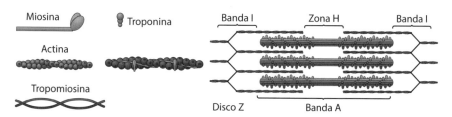

Figura 2 Composição: músculo esquelético, fascículo muscular e fibra muscular.

relativa variabilidade. A geração da diversidade é baseada na regulação gênica por meio de dois mecanismos principais:[7]

1. Mecanismo qualitativo: muitas proteínas musculares existem em formas que são semelhantes, mas não idênticas, e são chamadas de isoformas. As isoformas podem derivar do mesmo gene por meio de *splicing* alternativo ou de genes diferentes da mesma família. A substituição de isoformas representa o primeiro mecanismo para gerar diversidade entre as fibras musculares.
2. Mecanismo quantitativo: expressão diferencial do mesmo gene. Muitos genes podem estar ativos e regulados para baixo, independentemente uns dos outros, com base em diferentes fatores: padrão de descarga neural, carga mecânica, hormonal etc. A proporção entre os produtos desses genes será, portanto, modificada; e novas características funcionais ou estruturais aparecerão.

Atualmente a classificação dos tipos de fibras musculares em humanos é baseada nas características funcionais, estruturais, enzimáticas, energéticas e neurais. São divididos basicamente em fibras do tipo I, IIA e IIX.[8]

Fibras do tipo I

As fibras do tipo I, também conhecidas como ST, têm contração lenta e são vermelhas, pelo fato de possuírem alta vascularização, densidade capilar e mioglobina, ou ainda oxidativas, pela maior densidade mitocondrial e alta atividade das enzimas oxidativas.[9] Devido a esse contexto, as fibras do tipo I têm maior propensão a obter energia por meio das vias aeróbias e, consequentemente, são altamente resistentes à fadiga. Logo, muitas vezes você fará a analogia dessas fibras com as modalidades esportivas de resistência, alvo principal de investigação desta obra.

Fibras do tipo II

As fibras do tipo II, FT fibras, de contração rápida ou brancas, dividem-se em dois grupos:

1. Tipo IIA: fibras intermediárias, com uma quantidade mediana de mitocôndrias. Apesar de não fatigar tão rápido, estão em uma prevalência intermediária entre o metabolismo oxidativo e o glicolítico.[9]
2. Tipo IIX: fibras de contração mais rápida e pobres em mioglobina. Seu caráter metabólico é predominantemente glicolítico. Por terem baixa densidade capilar e mitocondrial, apresentam fadiga precoce.[9]

Tabela 1 Aspectos que diferenciam os tipos de fibras musculares

	Tipo I	Tipo IIA	Tipo IIX
Força	Baixa	Alta	Alta
Resistência à fadiga	Alta	Média	Baixa
Velocidade de contração	Baixa	Alta	Alta
Velocidade de relaxamento	Lenta	Rápida	Rápida
Densidade capilar	Alta	Média	Baixa
Densidade mitocondrial	Alta	Média	Baixa
Mioglobina	Alta	Média	Baixa
Enzimas glicolíticas	Baixa	Alta	Alta
Enzimas oxidativas	Alta	Alta	Baixa
Reserva de fosfocreatina	Baixa	Alta	Alta
Reserva de glicogênio	Baixa	Alta	Alta
Reserva de gordura	Alta	Baixa	Baixa
Conteúdo de mioglobina	Alto	Médio	Baixo
Caráter metabólico	Aeróbio	Aeróbio/anaeróbio	Anaeróbio
Tamanho do neurônio motor	Pequeno	Grande	Grande
Frequência de recrutamento	Baixa	Média	Alta

Segundo Wilson et al.,[8] em atletas de elite, as fibras do tipo I são encontradas abundantemente nas modalidades de resistência. As fibras do tipo IIA e IIX, que facilitam o metabolismo de prioridade anaeróbio e de curta duração são, por sua vez, evidenciadas nos atletas de força e potência.

O fator hereditário é primordial para a distribuição dos tipos de fibras e, consequentemente, a composição corporal de cada indivíduo, porém o treinamento pode causar reajustes na disposição da prevalência dos tipos de fibras musculares.[10] Com a manipulação cuidadosa e precisa das variáveis de treinamento pode-se, potencialmente, experimentar mudanças na capacidade funcional de fibras rápidas para lentas e vice-versa.[8]

CONTROLE NEUROMUSCULAR DO MOVIMENTO

O movimento pode ser classificado em três categorias:

1. Movimento reflexo.
2. Movimento voluntário.
3. Movimento rítmico.

Os movimentos reflexos são os menos complexos. Os reflexos podem ser integrados na medula espinhal (reflexos espinhais) ou no encéfalo (reflexos cranianos). São integrados primariamente na medula espinhal.[2,11] Os reflexos posturais auxiliam na manutenção da posição do corpo quando estamos em pé ou nos movendo e são integrados no tronco encefálico.

Os movimentos voluntários, por sua vez, requerem integração no nível do córtex cerebral e podem ser iniciados sem nenhum estímulo externo.[2] Movimentos voluntários aprendidos são aprimorados com a prática, de forma que alguns podem tornar-se involuntários, semelhantes aos reflexos.

Os movimentos rítmicos, como caminhar, nadar e pedalar, são uma combinação de movimentos reflexos e movimentos de contração voluntários. Movimentos rítmicos devem ser iniciados e finalizados pelo estímulo proveniente do córtex cerebral, mas, uma vez iniciados, podem ser mantidos por um gerador central de padrão.

ÓRGÃOS PROPRIOCEPTORES

Propriocepção é, genericamente, o fato de você se perceber em relação ao posicionamento e às sensações de seus segmentos corporais e articulações, aos movimentos realizados e até mesmo de seu equilíbrio, mesmo sem ver ou de olhos fechados. Esses proprioceptores localizados nos músculos (fuso muscular), tendões (órgão tendinoso de Golgi), ligamentos e articulações (corpúsculos de Ruffini e Pacini) são conhecidos como órgãos sensoriais e têm comunicação efetiva com o sistema nervoso central (SNC). Além de, como dissemos, dar o entendimento da percepção do próprio corpo, podem também avaliar o nível de força e alongamento muscular, fornecendo mais qualidade e eficiência às contrações musculares.[2,11]

Esse mecanismo proprioceptivo pode ser treinado, ou seja, a comunicação entre os órgãos sensitivos e o SNC torna-se mais rápida e eficaz, melhorando as respostas dos impulsos nervosos conscientes ou mesmo inconscientes, por exemplo, o reflexo miotático, que é a comunicação de estiramento do fuso muscular pelas fibras aferentes até a medula, que lá realiza sinapse com o motoneurônio, devolvendo, de forma eferente, a informação de contração ao músculo agonista do movimento.[9,11]

Fuso muscular

Os fusos (ver Figura 3) são estruturas pequenas e alongadas que ficam dentro das fibras musculares modificadas. Estão dispostos de maneira dispersa e no mesmo sentido das fibras extrafusais.[9]

Cada fuso consiste em:

- Cápsula: bainha de tecido conjuntivo que envolve as fibras intrafusais (nuclear tipo bolsa e nuclear em cadeia).
- Fibras intrafusais: fibras musculares modificadas, que não possuem miofibrilas em sua porção central.
- Fibras aferentes (neurônios sensitivos): entrelaçam-se entre as fibras intrafusais e se projetam para a medula espinhal. Esses neurônios são acionados toda vez que uma fibra intrafusal é distendida.
- Fibras eferentes-y (motoras): têm como função enervar as extremidades contráteis das fibras intrafusais e, pelo monitoramento do comprimento do músculo, mantêm o estiramento das terminações nervosas sensitivas.

Função do fuso muscular:

- Quando o músculo está em comprimento de repouso: o fuso muscular está ligeiramente estirado e seu neurônio sensitivo associado realiza atividade tônica. Como resultado do reflexo da atividade tônica, o músculo associado mantém-se em certo nível de tensão, ou tônus, mesmo quando está em repouso, pois os neurônios motores alfa das fibras extrafusais se mantêm tonicamente ativos.
- Quando um músculo sofre estiramento: os fusos musculares também são estirados; esse estiramento aumenta a taxa de disparo dos neurônios sensitivos, e o músculo se contrai. A contração libera o estiramento do fuso e atua como uma retroalimentação negativa na diminuição do reflexo. Esse caminho re-

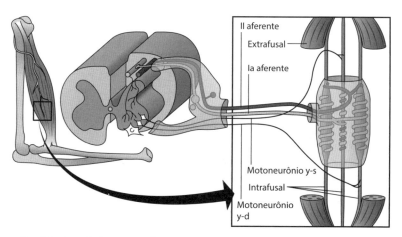

Figura 3 Estrutura do fuso muscular.

flexo, no qual o músculo alongado inicia uma contração, é conhecido como reflexo de estiramento.[2]

Órgão tendinoso de Golgi

Esse importante órgão sensorial (ver Figura 4) se localiza na junção miotendínea (interseção entre o tendão e o músculo) em série com as fibras musculares. Consiste em terminações nervosas livres enlaçadas entre fibras de colágeno. Esses proprioceptores sensoriais trabalham tanto a variação do comprimento muscular como o aumento da tensão produzido no mesmo órgão tendinoso de Golgi (OTG), causando um relaxamento reflexo.[9,11]

Os OTG estão localizados no elemento elástico do músculo e respondem à distensão e à contração muscular. Caso o músculo esteja alongado, as fibras colágenas comprimem-se e estimulam as terminações nervosas dos neurônios aferentes, gerando uma resposta reflexa. Caso o músculo se contraia, os tendões atuam como um componente elástico e são estirados durante a fase isométrica da contração muscular.

Uma vez que tanto a extensão quanto a contração estimulam esses neurônios, sua principal função é controlar a tensão excessiva nos músculos. Ao detectarem que essa tensão atingiu o limiar, os OTG disparam um potencial de ação nas fibras aferentes do nervo sensorial para a mesma medula espinal, produzindo um efeito inibitório nos motoneurônios, pela via eferente, que relaxam, aliviando assim a tensão excessiva.[2]

Essa ação reflexa pode ser, inclusive, associada ao mecanismo de proteção de uma lesão muscular diante de um esforço exacerbado, por exemplo.

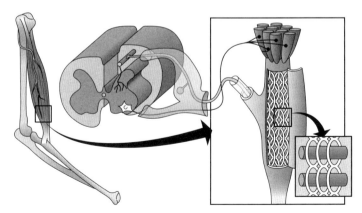

Figura 4 Estrutura do órgão tendinoso de Golgi.

Proprioceptores articulares

Estão localizados na cápsula articular e nos ligamentos, e sua principal função é informar sobre o grau de angulação e velocidade do movimento de um segmento corporal. Esses proprioceptores são sensíveis à sua deformação, tanto por meio da tração quanto da coaptação/compressão articular.

Tabela 2   Relação entre os órgãos proprioceptores e seus respectivos estímulos

Órgão proprioceptor	Estímulo mecânico
Fuso muscular	Estiramento muscular
Órgão tendinoso de Golgi	Estiramento e tensão muscular*
Proprioceptores articulares	Ângulo e velocidade articular

* A principal função do órgão tendinoso de Golgi (OTG) é exercida diante do estímulo de tensão excessiva.

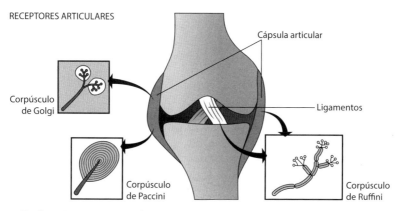

Figura 5   Proprioceptores articulares.

AÇÕES MUSCULARES

Segundo Uchida,[12] força é a superação de uma resistência pela contração muscular. Nesse sentido, a contração muscular pode exercer diferentes tensões em resposta a resistências externas.

Existem basicamente três tipos de ações musculares isoladas:

- Concêntrica.
- Excêntrica.
- Isométrica.
- Ciclo alongamento-encurtamento (CAE), que ocorre de forma integrada e dinâmica.

As ações isoladas merecem atenção especial e detalhada, pois cada uma delas apresenta diferentes repercussões fisiológicas. Consequentemente, essas repercussões devem embasar o conceito de manipulação das variáveis do treinamento de força, o controle das imposições e interconexões das cargas e a distribuição durante o ciclo de treinamento. Cada uma dessas etapas será abordada nos capítulos seguintes desta obra, e a seguir discutiremos as características das ações musculares.

Ações concêntricas

As ações musculares concêntricas ocorrem no momento do encurtamento do ventre muscular ou pela aproximação dos pontos de origem e inserção do músculo agonista. Segundo Gomes,[13] se a grandeza da força muscular permite vencer a resistência externa, o músculo encurta e essa forma dinâmica de manifestação é denominada concêntrica. Esse tipo de ação muscular é mais comum nas diversas atividades motoras do homem e por isso está relacionada com maior número de métodos de treinamento.

Nas ações concêntricas também se encontra maior demanda de energia, pela ação mais efetiva do sistema nervoso simpático e pelo fato de recrutarem maior número de unidades motoras (UM).[14] Há nas ações concêntricas maior gasto energético, uma vez que nesse tipo de contração muscular ocorre maior gasto de adenosina trifosfato (ATP): 3 ATPs (1 ATP nas pontes cruzadas pela contração + 1 ATP ao desconectar a ligação de actina e miosina e + 1 ATP no transporte de Ca^{+2} ao retículo sarcoplasmático) se comparado aos 2 ATP gastos nas contrações excêntricas e isométricas.

Outro estudo comparando as ações musculares máximas (concêntricas, excêntricas e isométricas) e suas relações com os níveis de fadiga observou que as ações concêntricas, além das isométricas, provocaram maior desgaste metabólico. O interessante foi que nesse estudo os pesquisadores utilizaram um marcador físico (torque) para mensurar o desgaste. Ao final das distintas ações realizadas no mesmo tempo, 100 segundos, somente os torques concêntricos e isométricos apresentaram uma queda significativa em comparação com os valores iniciais.[15]

Em relação ao caráter hormonal, alguns estudos têm investigado as interferências e relações do treinamento de força em face desses marcadores, bem como sua relação com a manipulação das variáveis de treino, entre elas as ações musculares.[14,16-17] A testosterona, o cortisol e o GH (*growth hormone*, o hormônio do crescimento) estão entre os hormônios mais investigados na relação com o treinamento de força. Kraemer et al.[17] investigaram as respostas hormonais às ações concêntricas e excêntricas, relatando maior liberação de GH durante o treinamento das ações concêntricas, e ainda relacionaram esse aumento a outros marcadores metabólicos, como o lactato e os íons de H$^+$, devido à maior acidose metabólica sugerida a essa ação muscular.

Em relação ao aspecto molecular, Eliasson et al.[18] observaram nas ações concêntricas máximas menores índices de fosforilação da proteína quinase s6 ribossomal (p70 S6K), com valores abaixo das ações excêntricas máximas e compatíveis com os encontrados nas ações excêntricas submáximas.

Ações excêntricas

As ações excêntricas ocorrem com o alongamento do ventre muscular e, consequentemente, com o afastamento dos pontos de origem e inserção da musculatura agonista. Pode-se observar na Figura 1, no início deste capítulo, o afastamento da zona H do sarcômero. Apesar de algumas controvérsias na literatura, diversos estudos apontam que nas ações excêntricas as forças geradas podem ser até 20 a 60% maiores que as forças voluntárias das ações concêntricas, mesmo ativando um número menor de fibras musculares para a mesma intensidade relativa.[19-21] Nesse sentido, se menos unidades motoras são ativadas nas ações excêntricas e mesmo assim desenvolvem maior força voluntária, pode-se concluir que esse tipo de contração muscular terá maior eficiência neural, ocorrendo de maneira mais rápida.[14,17,22-23]

No entanto, quais os principais mecanismos da maior produção de força nas ações excêntricas? Entre os principais mecanismos estão a não uniformidade e a instabilidade de comprimento dos sarcômeros.[24] Julian e Morgan levantaram a hipótese de que o aumento da força ocorreria pelos sarcômeros que não haviam sido alongados. Por outro lado, outros sarcômeros cujo alongamento havia excedido o comprimento além da zona de sobreposição dos miofilamentos poderiam estar sendo suportados por elementos passivos, auxiliando o equilíbrio da força, que poderia ser maior em relação à produzida durante as ações isométricas.

Outra hipótese da maior produção de força por parte das ações excêntricas reside no auxílio das proteínas elásticas, em especial a proteína titina. Essa proteína tem ação na união e na elasticidade muscular, bem como na sustentação e na orientação dos filamentos de miosina, além do armazenamento de energia potencial elástica. Recentemente se descobriu que, além da sustentação e da proteção por parte da titina, essa proteína contrai, aumentando a produção de força.[25]

Na ação excêntrica, também pela relação entre número de unidades motoras ativadas e força gerada, observa-se maior dano muscular e dor muscular de início tardio, que são caracterizados por danos teciduais com respostas inflamatórias de edema e dor.[26-27] Por isso, mesmo quando forem realizados trabalhos com a mesma carga envolvendo ações concêntricas e excêntricas, a ocorrência de "lesões" será mais significativa nas contrações excêntricas.[28]

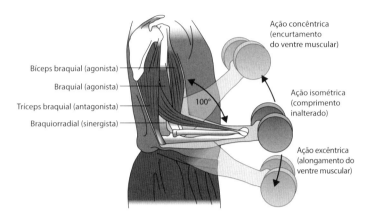

Figura 6 Ações musculares concêntrica, excêntrica e isométrica. As setas indicam as direções dos movimentos.

Com relação ao aspecto molecular, as ações excêntricas máximas promovem maior fosforilação da p70 S6K e também estimulam de maneira relevante e potencializada o mitogênio ativado por proteínas quinases (MAPK).[29]

Ações isométricas

As ações isométricas pertencem ao regime de força estático, ou seja, o torque e a resistência externa se equiparam e não ocorre a aproximação ou afastamento dos pontos de origem e inserção. Assim como nas ações excêntricas, as ações isométricas geram maior força voluntária[19-20] e auxiliam a musculatura antagonista, sendo responsáveis por ajudar na estabilização do movimento agônico.

Apesar de as ações isométricas exercerem um importante papel na manutenção postural do ser humano, elas desempenham um papel auxiliar e secundário no âmbito do sistema da preparação esportiva da força, sendo atribuídas a elas aproximadamente 10% das ações que acontecem no regime dinâmico (concêntrico e excêntrico).[13,30] Nesse tipo de contração também é possível manter uma tensão prolongada em grupos musculares específicos ou posições pontuais que não poderiam ser evidenciadas de forma dinâmica, seja no treinamento com sobrecarga externa ou simplesmente com ações isométricas com o próprio peso corporal.

Ciclo alongamento-encurtamento

O sistema nervoso é condicionado a reagir mais rapidamente ao ciclo alongamento-encurtamento (CAE), um mecanismo fisiológico da soma de absorção do impacto com a liberação da energia elástica por meio da função muscular, no qual primeiramente a pré-ativação muscular é promovida pelo alongamento (ação excêntrica), seguido pela rápida contração muscular resultante de uma ação de encurtamento (ação concêntrica).

O CAE é baseado no aproveitamento da energia elástica acumulada durante ações excêntricas (sendo parte da energia mecânica absorvida e armazenada sob a forma de energia potencial elástica) e liberado posteriormente na fase concêntrica sob a forma de energia mecânica, aumentando a produção de força com o menor custo metabólico,[31] e tem como função aumentar a eficiência mecânica do gesto motor. O CAE é mais efetivo quando um rápido alongamento (estiramento) muscular (ações excêntricas) é seguido imediatamente por um rápido encurtamento (ações concêntricas). Dessa forma, para que o CAE seja devidamente aproveitado, a passagem da fase excêntrica para a concêntrica deve ser feita de forma rápida, de modo que a energia potencial elástica seja convertida em energia cinética. Quando a passagem de uma fase para outra é feita de forma lenta, a energia potencial elástica poderá ser dissipada e assim perdida na forma de calor.[32]

Três fatores são essenciais para a efetividade do CAE:[33]

1. Quantidade de ativações nervosas dos músculos envolvidos.
2. Energia elástica acumulada.
3. Equilíbrio entre os mecanismos facilitadores e inibidores da contração muscular.

Os exercícios pliométricos são caracterizados por um método de treinamento que manipula as ações mecânicas do CAE (ações excêntricas e rápida transição para as ações concêntricas) de maneira sistematizada, e os movimentos mais utilizados são os saltos profundos e múltiplos, podendo ser combinados com programa de treinamento periodizado de força.

Uma ótima maneira de observar a efetividade do CAE é a comparação da produtividade entre o *squat jump*, em que o indivíduo sai para um salto com exclusiva ação concêntrica e a partir de um ângulo estático de flexão de joelhos de 90 graus, e o "salto contra movimento", no qual o indivíduo utiliza uma rápida ação excêntrica, antes da ação concêntrica do salto, e tem como resultado melhor ação mecânica pelo maior aproveitamento do CAE.

O treinamento do ciclo alongamento-encurtamento também pode ser inserido em programas de treinamento de diversas modalidades esportivas de caráter de resistência (corridas, natação, ciclismo e triatlo). O maior proveito da força se dá pelo acúmulo de energia potencial elástica, que pode ocorrer pela presença de proteínas elásticas do sarcômero, entre elas a titina e nebulina. A velocidade de execução e a altura de queda dos saltos são as principais variáveis que podem influenciar na eficiência do ciclo alongamento-encurtamento.

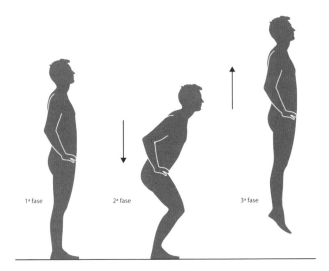

Figura 7   Ciclo alongamento-encurtamento (CAE).

MECANISMOS DA CONTRAÇÃO MUSCULAR

As fibras musculares, as células dos músculos esqueléticos, têm como função principal gerar força. São células grandes, contendo milhares de núcleos, com cerca de 50 mcm de largura e até 10 cm de comprimento, 80%, preenchidos pelas proteínas contráteis, as miofibrilas.[2,9,11] As miofibrilas têm 1 a 2 mcm de diâmetro. Tais proteínas estendem-se em todo o comprimento da fibra muscular e são construídas como uma série linear de sarcômeros. Os sarcômeros são unidades contráteis, consistindo em filamentos longitudinais grossos (miosina) e finos (actina, troponina e tropomiosina) precisamente dispostos entre os chamados discos ou linhas Z, que são espaçados cerca de 2,5 mcm.[2]

Após a adição de cálcio para ligação nas miofibrilas isoladas, os sarcômeros se contraem, deslizando o miofilamento grosso (miosina) e os filamentos finos, que passam uns pelos outros, puxando seus discos Z mais próximos. A disponibilidade de Ca^{+2} no espaço ao redor das miofibrilas decide se os filamentos grossos e finos podem deslizar entre si.

O deslizamento simultâneo de dezenas de milhares de sarcômeros em série gera mudanças consideráveis de comprimento e força nessa célula muscular.

Uma consequência dessa teoria do modelo de "filamento deslizante" é que as forças geradas entre as actinas e as miosinas são unidirecionais, no sentido de que tendem a encurtar o sarcômero. A teoria do filamento deslizante envolve a atividade de 5 moléculas diferentes, além dos íons Ca^{+2}: as proteínas contráteis (miosina, actina, tropomiosina, troponina) e o próprio ATP.[9,11,34] Exploraremos agora a participação de cada uma dessas moléculas no encurtamento do sarcômero.

- Miosina: nas células musculares esqueléticas as moléculas de miosina formam o miofilamento ou filamento grosso. A forma de uma molécula de miosina é similar à de um taco de golfe com duas cabeças (cabeça pesada e cabeça leve), e a duas apresentam diferentes pesos moleculares. A cabeça da miosina tem a capacidade de mover-se para a frente e para trás. O movimento flexível da cabeça da miosina impulsiona a contração muscular.[9,11,34] A cauda da molécula da miosina também tem dois pontos de articulação, que permitem o movimento vertical, de modo que a cabeça da miosina possa se ligar à molécula da actina, proteína componente do filamento fino. A combinação desses dois pontos de articulação permite a ligação da cabeça pesada da miosina com a actina e a formação das pontes cruzadas. Estas têm dois sítios de ligação importantes: um deles é o que se liga na proteína actina; o outro liga especificamente o ATP. Quando o ATP está ligado a seu sítio de ligação na miosina, a molécula de miosina está em um estado de conformação de baixa energia, e a ligação com a molécula de actina é fraca. Já quando o ATP é hidrolisado a ADP + Pi + H^+ ocorre a transferência de energia para a ponte cruzada da miosina. Agora a ponte cruzada está na conformação de alta energia. A saída de Pi do sítio de ligação da cabeça da miosina permite o estabelecimento de uma ligação forte da miosina com a molécula de actina.
- Filamentos finos (actina, tropomiosina e troponina).
  - Actina: a proteína actina é o principal filamento fino do sarcômero. A porção actina do filamento fino é composta de subunidades de actina agrupadas em uma cadeia de dupla hélice, e cada subunidade da actina tem um sítio de ligação específico, no qual a ponte cruzada da miosina pode se ligar.[34]
  - Tropomiosina: a proteína regulatória tropomiosina também faz parte do complexo proteico de filamento fino, no qual a tropomiosina circunda toda a cadeia da actina. Em estado de relaxamento, a tropomiosina cobre os sítios de ligação da actina à miosina, impedindo a ligação da ponte cruzada da miosina.[34]
  - Troponina: a proteína troponina também faz parte do complexo proteico fino, e para liberar o sítio ativo da actina existe a presença dessa terceira

molécula. A troponina muda o ângulo de ligação da tropomiosina com a actina, expondo os sítios ativos da actina, e dessa forma a tropomiosina deve ser deslocada.[34]

- Íons Ca^{+2}: os íons Ca^{+2} são liberados de dentro das cisternas terminais do retículo sarcoplasmático pela propagação do potencial de ação via túbulos T. A concentração intracelular de Ca^{+2} aumentada favorece sua ligação à troponina. A ligação do Ca^{+2} à troponina, por sua vez, induz uma alteração conformacional no complexo proteico troponina-tropomiosina, deslocando os cordões da tropomiosina dos sítios ativos de ligação da actina, que dessa maneira são expostos.[34]

Passo a passo dos estágios do mecanismo da contração muscular

- **1º estágio:** os íons Ca^{++} migram para o citosol do músculo, ligam-se à troponina e produzem uma alteração na conformação do complexo troponina--tropomiosina. Essa alteração na conformação expõe os sítios de ligação da miosina existentes na proteína actina.
- **2º estágio:** quando o sítio de ligação da actina é exposto, é estabelecida uma ponte cruzada (actina-miosina-ATP) e nesse momento o estado de ligação da miosina com a actina é fraco.
- **3º estágio:** a ligação da miosina com a actina produz uma alteração na conformação da ponte cruzada, resultando na liberação do Pi; isso proporciona uma ligação forte entre miosina-actina-ADP. Com a saída do ADP do sítio de ligação da miosina, a ponte cruzada altera o ângulo de ligação entre as proteínas, puxando o filamento fino para o centro do sarcômero. É dessa maneira, com a saída sequencial do Pi e ADP da miosina, que a energia química do ATP é transformada em energia mecânica, possibilitando a contração muscular.
- **4º estágio:** para desfazer (desconectar) a ponte cruzada, ou seja, estabelecer novamente um estado de ligação fraco entre as duas moléculas, uma molécula de ATP precisa se ligar ao seu sítio ativo na proteína de miosina.
- **5º estágio:** neste passo ocorre uma nova hidrólise de ATP, em ADP + Pi, na molécula de miosina. Com a saída do Pi, volta-se a estabelecer um estado de ligação forte entre as duas moléculas na ponte cruzada.
- **6º estágio:** os íons Ca^{++} são transportados por bombas de Ca^{++} presentes na membrana do retículo sarcoplasmático, do citosol para dentro do retículo sarcoplasmático, por meio de transporte ativo. Quando a concentração intracelular de Ca^{++} retorna a seus valores de repouso, o complexo troponina--tropomiosina volta a cobrir os sítios ativos de ligação da miosina com a actina.

VIAS METABÓLICAS PRODUTORAS DE ATP

O músculo é um órgão essencial para a motricidade e utiliza somente ATP como fonte de energia. A hidrólise do ATP (ATP + $H_2O \rightarrow$ ADP + Pi + H^+) libera energia tanto para o processo de contração muscular como para a condução dos potenciais de ação e reações do metabolismo que, de forma sincronizada, permitem o movimento.[35]

A concentração intramuscular de ATP no repouso é extremamente baixa, da ordem de 22,8 mmol/kg de tecido,[36] suficiente apenas para alguns poucos segundos de contração muscular. Isso impõe que o ATP consumido seja continuamente ressintetizado nas células a partir da fosforilação do ADP (ADP + Pi + $H^+ \rightarrow$ ATP), para que possamos fazer qualquer tipo de esforço físico, muito ou pouco prolongado, de alta, média ou baixa intensidade.

A maneira como o ATP vai ser ressintetizado nas células musculares também depende da intensidade, frequência e duração da atividade realizada, que determinam se o predomínio metabólico é aeróbio ou anaeróbio. Ou seja, se as enzimas que compõem a via metabólica estimulada utilizam ou não O_2 para a fosforilação do ADP.[35]

Na Figura 8 são apresentados quatro processos comuns produtores de energia para a ressíntese do ATP nos músculos: três que utilizam enzimas citosólicas com atividade quinase, anaeróbios (A), e um aeróbio, que utiliza enzimas com atividade desidrogenase, presentes na matriz e nos complexos proteicos componentes da membrana mitocondrial interna (B).

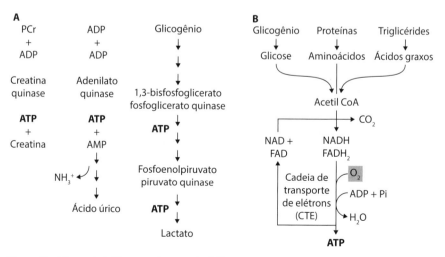

Figura 8 Vias metabólicas produtoras de ATP.

Conforme mostra a Figura 8, quando os exercícios são muito intensos e de curta duração (A), a fosforilação do ADP é feita pela ação de enzimas específicas (com atividade quinase), que catalisam a transferência de grupos fosfato de compostos ricos em energia já existentes na musculatura, como a fosfocreatina (PCr) ou o próprio ADP, e que constituem o metabolismo anaeróbico alático ou fosfagênico; ou formados a partir da quebra do glicogênio muscular ou da glicose sanguínea, pelas reações da via glicolítica, como 1,3-bisfosfoglicerato e fosfoenolpiruvato. Nesse caso há aumento também na produção de lactato, e essa via metabólica é responsável pelo metabolismo anaeróbico lático ou metabolismo glicolítico.[37]

Até pouco tempo acreditava-se que a produção de lactato na musculatura em movimento ocorria concomitantemente à produção de prótons (H+), contribuindo para redução do pH intramuscular.[38] No entanto, a partir dos trabalhos de Robergs[35] ficou esclarecido que a principal via de produção de H+ na musculatura é a hidrólise do próprio ATP e que a produção de lactato pela via glicolítica por meio da ação da enzima lactato desidrogenase na realidade contribui para a não acidificação intramuscular, pois retira prótons do meio,[35] desfazendo o mito da acidose lática como uma das responsáveis pela fadiga em exercícios de alta intensidade.

O lactato formado nos músculos sai através de uma classe de transportadores de monocarboxilatos (MCT), em cotransporte com H+.[35] Ou seja, o aumento de lactato no plasma também contribui para a manutenção do pH intramuscular.

Já os exercícios prolongados, de intensidade submáxima ou no limiar anaeróbio, utilizam a energia das reações de oxirredução que acontecem nas mitocôndrias para a síntese de ATP, em um processo conhecido como fosforilação oxidativa.[39] Quem impulsiona essas reações são os compostos (NADH e $FADH_2$) formados no ciclo de Krebs. Estes são reoxidados nos complexos proteicos (I a IV) com a participação da coenzima Q e do citocromo c, em uma sequência de reações que têm o O_2 como aceptor final de elétrons (cadeia respiratória). Durante a prevalência do metabolismo oxidativo, tanto os carboidratos quanto os ácidos graxos provenientes do tecido adiposo ou intramusculares, como aminoácidos ramificados, fornecem o acetilcoenzima A (acetil-CoA), que alimenta o ciclo de Krebs para a geração de novas coenzimas por meio de oxirredução.

A ressíntese de ATP durante os *sprints* é suprida basicamente pelas vias anaeróbias alática e lática,[40] cujo predomínio depende da carga e do tempo de pausa entre os *sprints*. No entanto, o rearmazenamento de PCr e a oxidação do lactato dependem do metabolismo aeróbio.

A natureza intermitente de um esforço de *sprint* máximo induz uma alternância nas concentrações intramusculares de PCr e uma diminuição nas concentrações de glicogênio, com o concomitante aumento nas concentrações plasmáticas de lactato, que se correlacionam com o processo de fadiga muscular, principalmente quando os esforços são intensos e as pausas entre esforços são muito curtas.[41-42] Dessa forma, para uma adaptação positiva pelo uso de exercícios intermitentes, é fundamental saber estabelecer o tempo e o tipo ideais de pausa entre os exercícios, pois a ressíntese da PCr e a oxidação do lactato pós-exercício, que acontecem durante as pausas, são processos dependentes de oxigênio, sendo, portanto, limitados pela velocidade da fosforilação oxidativa e da recuperação do pH intramuscular.[41,43,44]

O conhecimento da via energética e dos substratos energéticos é importante no processo de elaboração de protocolos de treinamento, podendo gerar respostas adaptativas crônicas específicas, uma vez que o conhecimento da via energética contribuirá para a organização e o controle da sessão de treinamento, somado às variáveis agudas de treino. Tais componentes como manifestação da força, metabolismo, repetições, pausa e tempo de fornecimento de energia pela via energética estão relacionados na Tabela 3.

Tabela 3 Manifestações de força, vias metabólicas e substratos energéticos

Manifestação de força	Via metabólica	Substrato energético
Resistência de força	Anaeróbio lático	ATP, PCr e glicogênio
Hipertrofia	Anaeróbio lático	ATP, PCr e glicogênio
Força máxima	Anaeróbio alático	ATP e PCr
Potência	Anaeróbio alático	ATP e PCr

ATP: adenosina trifosfato; PCr= fosfocreatina.

REFERÊNCIAS

1. Ide BN, Lopes CR, Serraipa MF. Fisiologia do treinamento esportivo: treinamento de força, potência, velocidade e resistência, periodização e habilidades psicológicas no treinamento esportivo. São Paulo: Phorte; 2010.
2. Powers SK, Howley ET. Fisiologia do exercício: teoria e aplicação ao condicionamento e ao desempenho. 9 ed. São Paulo: Manole; 2017.
3. Guyton AC, Hall JE. Tratado de fisiologia médica. 13 ed. Barueri: GEN Guanabara Koogan; 2017.
4. Pette D, Staron RS. Cellular and molecular diversities of mammalian skeletal muscle fibers. Rev Physiol Biochem Pharmacol. 1990;116:1-76.
5. Schiaffino S, Reggiani C. Myosin isoforms in mammalian skeletal muscle. J Appl Physiol (1985). 1994;77(2):493-501.
6. Moss RL, Hofmann PA. Cellular and molecular basis of muscle contraction. Fundamental of Medical Cell Biology. 1992;5b:185-237.
7. Bottinelli R, Reggiani C. Human skeletal muscle fibers: molecular and functional diversity. Prog Biophys Mol Biol. 2000;73(2-4):195-262.

8. Wilson JM, Loenneke JP, Jo E, Wilson GJ, Zourdos MC, Kim JS. The effects of endurance, strengyh, and power training on muscle fiber type shifting. J Strenght Cond Res. 2012;26:1724-9.

9. McArdle DW, Katch LF, Katch LV. Fisiologia do exercício: energia, nutrição e desempenho humano. 8 ed. Rio Janeiro: Guanabara Koogan; 2016.

10. Vikmoen O, Ellefsen S, Trøen Ø, Hollan I, Hanestadhaugen M, Raastad T, et al. Strength training improves cycling performance, fractional utilization of VO2max and cycling economy in female cyclists. Scand J Med Sci Sports. 2016 ;26(4):384-96.

11. Wilmore JH, Costill DL. Fisiologia do esporte e do exercício. 5 ed. Barueri: Manole; 2013.

12. Uchida MC, Charro MA, Bacurau RF, Navarro F, Pontes Junior FL. Manual de musculação: uma abordagem teórico-prática do treinamento de força. 5 ed. São Paulo: Phorte; 2008.

13. Gomes AC. Treinamento desportivo: estruturação e periodização. 2 ed. Porto Alegre: Artmed; 2009.

14. Durand RJ, Castracane VD, Hollander DB, Tryniecki JL, Bamman MM, O'Neal S, et al. Hormonal responses from concentric and eccentric muscle contractions. Medicine & Science in Sports & Exercise. 2003.

15. Kay D, St Clair Gibson A, Mitchell MJ, Lambert MI, Noakes TD. Different neuromuscular recruitment patterns during eccentric, concentric and isometric contractions. J Electromyogr Kinesiol. 2000;10(6):425-31.

16. Cadore EL, Brentano MA, Lhullier FLR, Kruel LFM. Fatores relacionados com as respostas da testosterona e do cortisol ao treinamento de força. Revista Brasileira de Medicina do Esporte. 2008;14(1):74-8. Disponível em: https://doi.org/10.1590/S1517-86922008000100014 (acesso 29 mar 2022).

17. Kraemer WJ, Dudley GA, Tesch PA, Gordon SE, Hather BM, Volek JS, et al. The influence of muscle action on the acute growth hormone responses to resistance exercise and short-term detraining. Growth Hormone & IGF Research. 2001;11:75-83.

18. Eliasson J, Elfegoun T, Nilsson J, Köhnke R, Ekblom B, Blomstrand E. Maximal lengthening contractions increase p70 S6 kinase phosphorylation in human skeletal muscle in the absence of nutritional supply. Am J Physiol Endocrinol Metab. 2006;291(6):E1197-205.

19. Babault N, Pousson M, Ballay Y, Van Hoecke J. Activation of human quadríceps femoris during isometric, concentric, and eccentric contractions. J Appl Physiol. 2001;91(6):2628-34.

20. Enoka RM. Eccentric contractions require unique activation strategies by the nervous system. J Appl Physiol. 1996;81(6):2339-46.

21. Kraemer WJ, Fleck SJ, Dziados JE, Harman EA, Marchitelli LJ, Gordon SE, et al. Changes in hormonal concentrations after different heavy-resistance exercise protocols in women. J Appl Physiol. 1993;75(2):594-604.

22. Barstow I, Bishop M, Kaminski TW. Is enhanced-eccentric resistance training superior to traditional training for increasing elbow flexor strength? J Sports Sci Med. 2003;2:62-9.

23. Bishop MD, Trimble MH, Bauer JA, Kaminski TW. Differential control during maximal concentric and eccentric loading revealed by characteristics of the electromyogram. J Electromyogr Kinesiol. 2000;10(6):399-405.

24. Julian FJ, Morgan DL. The effect on tension of non-uniform distribution of length changes applied to frog muscle fibres. J Physiol. 1979;293:379-92.

25. Improta S, Politou AS, Pastore A. Immunoglobulin-like modules from titin I-band: extensible components of muscle elasticity. Structure. 1996;4(3):323-37.

26. Maughan R, Gleeson M, Greenhaff PL. Bioquímica do exercício e do treinamento. São Paulo: Manole; 2000.

27. Foschini DF, Prestes J, Charro M. Relação entre exercício físico, dano muscular e dor muscular de início tardio. Rev Bras Cineantropom Desempenho Hum. 2007;9(1):101-6.

28. Gentil P. Bases científicas do treinamento de hipertrofia. 5 ed. California: Createspace; 2014.
29. Long YC, Widegren U, Zierath JR. Exercise-induced mitogen-activated protein kinase signalling in skeletal muscle. Proc Nutr Soc. 2004;63(2):227-32.
30. Prestes J, Foschini D, Marchetti P, Charro M, Tibana R. Prescrição e periodização do treinamento de força em academias. 2 ed. São Paulo: Manole; 2016.
31. Thomas K, French D, Hayes PR. The effect of two plyometric training techniques on muscular power and agility in youth soccer players. J Strength Cond Res. 2009;23(1):332-5.
32. Heglund NC, Cavagna GA. Mechanical work, oxygen consumption, and efficiency in isolated frog and rat muscle. Am J Physiol Cell Physiol [Bethesda]. 1987;253(1):C22-C29.
33. Maior AS, Simão R. A atuação do ciclo alongamento-encurtamento. Journal of Exercise and Sport Sciences. 2005. Disponível em: https://revistas.ufpr.br/jess/article/view/2797 (acesso 31 mar 2022).
34. Huxley AF. Muscle structure and theories of contraction. Prog Biophys Mol. 1957(7).
35. Robergs RA. Exercise-induced metabolic acidosis: where do the protons come from? Sportscience. 2001.
36. Stathis CG. Influence of sprint training on human skeletal muscle purine nucleotide metabolism. J Appl Physiol. 1994;76(4):1802-9.
37. Lopes CR. Análise das capacidades de resistência, força e velocidade na periodização de modalidade intermitentes. Conexões. 2007;3(1):122.
38. Zakharov A. Ciência do treinamento desportivo. Rio de Janeiro: Grupo Palestra Sport; 1992.
39. Mitchel P. Coupling of phosphorylation to electron and hydrogen transfer by a chemiosmotic type of mechanism. Nature. 1961;191:144-8.
40. Balsom PD, Seger JY, Sjodin B, Ekblom B. Physiological responses to maximal intensity intermitent exercise. Eur J Appl Physiol and Occup Physiol. 1992;65:144-9.
41. Fitts RH. Cellular mechanisms of muscle fatigue. Physiol Reviews. 1994;74:40-94.
42. Greenhaff PL. Dietary creatine supplementation and fatigue during high intensity exercise in humans. Biochemistry of Exercise IX [Human Kinetics]. 1994;219-42.
43. Greenhaff PL, Timmons JA. Interaction between aerobic and anaerobic metabolism during intense muscle contraction. Exerc Sport Sci Rev. 1998;26:1-30.
44. Mujika I, Padilla S, Ibañez J, Izquierdo M, Gorostiaga E. Creatine supplementation and sprint performance in soccer players. Med Sci Sports Exerc. 2000;32:518-25.

2

Carga de treinamento

A carga de treinamento é o primeiro passo para entender a complexidade do treinamento físico. Com certeza esses conceitos facilitarão a organização dos treinamentos para o desenvolvimento das capacidades físicas, assim como a estruturação da periodização.

Os níveis baixos de capacidade funcional pós-atividade e sua posterior recuperação são determinados pelos estímulos que se aplicam durante o processo de treinamento. Durante o exercício, os estímulos utilizados determinam a carga de trabalho a que se submete o praticante.

Carga de treinamento é a causa das alterações de adaptação no organismo do desportista.[1] Trata-se do resultado ao relacionar a quantidade de trabalho (volume) com seu aspecto qualitativo (intensidade) e outras variáveis do treinamento (p. ex., pausa, cadência, ordem e escolha dos exercícios e ações musculares). Isso significa que carga de treinamento é a relação funcional de adaptação que exerce o potencial de treinamento, que gera efeitos de treinamento e condiciona a preparação esportiva.

A carga de treinamento é a soma dos estímulos efetuados sobre o organismo do atleta, podendo diferenciar-se entre carga interna e externa.[1] A carga externa é tarefa a ser cumprida pelo atleta e está associada ao volume, intensidade e densidade de treinamento, enquanto a carga interna é a conjunção das reações psicobiológicas dos sistemas orgânicos, podendo ser refletida mediante parâmetros fisiológicos ou bioquímicos.

Com a organização do processo de treinamento, busca-se uma cadência biológica de causa-efeito, que deve ser coordenada e controlada por algumas normas que regem as relações entre a carga, a adaptação e a elevação de rendimento, que podem ser resumidas do seguinte modo:

- 1ª norma: os processos de adaptação se manifestam apenas quando o treinamento alcança uma carga ótima, que depende do estado individual de rendimento e de um volume mínimo.

- 2ª norma: o processo de adaptação é o resultado de um correto equilíbrio entre trabalho e recuperação.
- 3ª norma: somente com atletas jovens e a utilização de métodos de treinamento de caráter não específico se poderá verificar uma rápida adaptação a um nível superior de rendimento.
- 4ª norma: o processo de adaptação não só permite a obtenção de melhores resultados como também pode ser igualmente extensivo à tolerância física e psicológica da carga.
- 5ª norma: a adaptação do organismo ocorre sempre na direção proposta pela estrutura da carga.

Diante das normas estabelecidas, é necessário considerar as dimensões que a definição da carga exige e que, em seu conjunto, são responsáveis pela melhora da capacidade de rendimento. Essas dimensões podem ser analisadas pela estrutura da carga de treino.

ESTRUTURA DA CARGA DE TREINAMENTO

Natureza da carga

A natureza da carga, segundo Platonov,[1] é dividida em especificidade e potencial de treinamento.

Especificidade

A especificidade é interpretada como o grau de relação (similaridade) com a atividade competitiva, do ponto de vista da estrutura motora, do regime de trabalho muscular e dos mecanismos de produção de energia. As cargas podem ser diferenciadas em cargas gerais, especiais e competitivas.

- Cargas gerais: apresentam menor semelhança entre o exercício e a carga competitiva durante a competição. Denominadas também cargas não especializadas, são de extrema importância na preparação de muitos anos. Essas cargas exercem influência diversificada sobre o organismo do indivíduo, permitindo um aumento das possibilidades dos sistemas funcionais, sem a aplicação dos meios específicos de preparação.
- Cargas especiais: apresentam maior semelhança com os exercícios durante a temporada competitiva. Asseguram o desenvolvimento predominante das capacidades funcionais do organismo do atleta que determinam o nível das realizações na modalidade esportiva em questão.

- Cargas competitivas: representam a reconstituição de um clima competitivo durante as sessões de treinamento. Asseguram a maior mobilização, permitindo a integração do conjunto de capacidades e as qualidades fundamentais predominantes na consecução dos objetivos da modalidade esportiva em análise em uma estrutura única.

Potencial de treinamento

O potencial de treinamento pode ser definido como a forma como a carga estimula a condição do atleta. Esse potencial é reduzido com o acréscimo da capacidade do rendimento, por isso é necessário variar os exercícios e as cargas para continuar aumentando o rendimento.[2]

Navarro[3] argumenta que o estado do treinamento ou de preparação influencia de forma decisiva na reação interna de uma carga determinada. Nesse contexto, uma mesma carga externa utilizada por diferentes atletas provocará diferentes níveis de adaptação, uma vez que ela depende da capacidade momentânea do rendimento de cada um deles.

Dessa forma, para aqueles que estão em treinamento avançado, a carga pode ser muito baixa ou não alcançar o limiar de adaptação, por isso pode não reproduzir um determinado efeito, enquanto para um principiante poderá ser extremamente elevada. O potencial de treinamento dos exercícios empregados é reduzido quando se aumenta a capacidade de rendimento; portanto, é fundamental incluir no treinamento, incessantemente, exercícios novos e mais eficazes.[4]

Componentes da carga

O componente da carga é o aspecto quantitativo do estímulo aplicado no treinamento, e está determinado pela importância da intensidade, volume e densidade do treinamento.

Intensidade

A intensidade trata do aspecto qualitativo da carga e sua aplicação está relacionada com a aptidão do atleta e com o momento em que se encontra na temporada. É bastante específica, e é por isso que, na escolha dos critérios da intensidade, deve-se levar em consideração as particularidades de diferentes modalidades esportivas.

Nas modalidades de caráter cíclico, a velocidade de deslocamento constitui o caráter externo de intensidade da carga. A intensidade está relacionada à velocidade, ou seja, distância percorrida dividida pelo tempo de trabalho (v = distância/tempo).

Nos jogos esportivos e nas lutas, o controle da intensidade é difícil de ser realizado, pois os exercícios, nessas modalidades desportivas, têm caráter variável. O principal significado cabe ao controle do número de ações em uma unidade de tempo e aos indicadores fisiológicos.

Nas modalidades de força e velocidade, a intensidade é indicada pelo grau de força do estímulo (Tabela 1). O controle da intensidade pode ser realizado por meio do peso levantado em quilos ou pelo percentual de 1 repetição máxima (% 1 RM) ou zonas de repetições máximas (RM).

Tabela 1 Escala de intensidades proposta para exercícios de velocidade e força

Classificação	Intensidade (% 1 RM) ou (% do melhor tempo)	Zona
1	30-50	Baixa
2	50-70	Intermediária
3	70-80	Média
4	80-90	Submáxima
5	90-100	Máxima
6	100-105	Supramáxima

RM: repetição máxima.
Fonte: Harre D, 1989.[5]

Nas modalidades complexas de coordenação, podem ser empregados os seguintes indicadores para controle de intensidade:

- Densidade.
- Número de elementos em uma combinação.
- Relação entre o número de elementos de elevada complexidade e o número total de elementos.

Conforme mencionado, a intensidade varia de acordo com as características específicas da modalidade. Se o nível de intensidade for variável em um esporte ou em uma prova, é aconselhável utilizar vários graus de intensidade durante o processo de treinamento.

Outro método alternativo para determinação da intensidade em esportes cíclicos é o baseado nos sistemas de fornecimento de energia (Tabela 2).

Tabela 2 Zonas de intensidade dos esportes cíclicos

Duração	Intensidade	Sistema energético	Produção anaeróbia (%)	Produção aeróbia (%)
Até aproximadamente 10 segundos	Limites	ATP-PCr	95-100	0-5
15-60 segundos	Máxima	ATP-PCr e anaeróbio lático	80-90	10-20
1-6 minutos	Submáxima	Anaeróbio lático e aeróbio	70	30
6-30 minutos	Média-alta	Aeróbio	10	90
mais de 30 minutos	Baixa-média	Aeróbio	5	95

ATP: adenosina trifosfato; PCr: fosfocreatina.
Fonte: Foss et al., 2000.[6]

Assim, avaliar o efeito real dos programas de treinamento aplicados e o estado de prontidão de uma equipe ou atleta é importantíssimo tanto para o planejamento quanto para a prescrição destes programas de curto ou longo prazo. Dessa forma, os pesquisadores das ciências do esporte deveriam, após determinar qual a contribuição dessas capacidades para o rendimento da modalidade, buscar modelos de treinamento que atendam às necessidades específicas de atletas que desempenham funções táticas diferenciadas. Torna-se cada vez mais urgente selecionar e utilizar meios e métodos de treinamento que sejam específicos e fidedignos para serem postos em prática. Para tanto, é importante conhecer quais níveis de expressão são determinantes para o sucesso nas ações motoras em momentos decisivos em uma partida ou prova, e qual a natureza e a dimensão das adaptações agudas e crônicas resultantes dos treinos de força, velocidade e resistência ao longo do ano.

Quando se busca caracterizar do ponto de vista fisiológico as modalidades cíclicas, deve-se pensar em sua duração e intensidade. Antigamente, para caracterizar as modalidades esportivas, em especial as provas de natação e atletismo, eram utilizadas as variáveis tempo e intensidade, mas principalmente o tempo da prova. Hoje em dia o que determina o sucesso de tais provas é o quanto o atleta consegue permanecer competindo em alta intensidade, sobretudo o quanto ele consegue permanecer durante a prova correndo ou nadando na velocidade do limiar 2 (L2) ou ponto de compensação respiratório (PCR) (pode variar de acordo com a duração da prova). Não queremos dizer com isso que a resistência aeróbia e o volume de oxigênio máximo ($VO_{2máx}$) não são importantes, mas sim que o atleta que tiver bom $VO_{2máx}$, ótimo limiar anaeróbio e ótima eficiência mecânica terá mais chances de obter melhores resultados em suas respectivas provas. Se pensarmos somente no tempo da prova, daremos alta ênfase adaptativa somente à resistência aeróbia, mas durante as provas (até mesmo de fundo e de meio fundo) os atletas correm ou nadam boa parte do tempo na velocidade do limiar 2,[7] caracterizando grande contribuição do metabolismo anaeróbio lático (glicolítico).

Conforme visto anteriormente, a seleção dos meios e métodos pode alterar a carga de treinamento. A Tabela 3 apresenta a variação de intensidade para diferentes exercícios de salto.

Tabela 3 Níveis de intensidade dos exercícios de salto

Níveis	Tipos de exercícios	Intensidade do exercício
1	Saltos de alta reatividade	Máxima
2	Saltos em profundidade	Muito alta
3	Exercícios de saltos múltiplos	Submáxima
4	Saltos de baixa reatividade	Moderada
5	Baixo impacto – saltos no lugar	Baixa

Fonte: adaptado de Bompa TO, 2004.[8]

Volume da carga

Volume da carga é a medida quantitativa das cargas de treinamento de diferente orientação funcional, que se desenvolvem em uma unidade ou ciclo de treinamento. Pode ser dividido em:

- Volume global: quantificação de todas as cargas de diferente orientação funcional.
- Volume parcial: quantificação de determinado tipo de treinamento com orientação funcional determinada.

Como componente principal do treinamento, o volume constitui o requisito prévio quantitativo vital para o alto ganho técnico-tático e especialmente físico. O volume, que às vezes é realizado com duração indeterminada do treinamento, compreende as seguintes partes: distância percorrida, número de repetições de movimentos técnicos, tempo de treino total e de peso total levantado (volume *load*).

O volume de treinamento torna-se mais importante no que se refere ao treinamento de atletas de alta *performance*, não existindo limites para a grande quantidade de trabalho que se deve levar em conta. Quanto ao volume em horas de treinamento por microciclo e por ano, parece manter uma relação com o rendimento desejado.

Por frequência de treinamento definimos o número de sessões de treinamento por microciclo. A metodologia do treinamento aponta como mais favorável a seguinte frequência semanal:[9]

- Fase de base: 3 a 4 sessões.
- Fase de preparação: 4 a 8 sessões.
- Fase de construção: 6 a 10 sessões.
- Alto rendimento: 8 a 22 sessões.

Densidade

A densidade da carga é definida como a relação temporal entre o esforço e a fase de recuperação em uma sessão de treinamento. Isso significa que não podemos definir somente a intensidade de treinamento com determinado volume; também é necessário relacioná-lo com a alternância trabalho/recuperação. A carga e a recuperação se equilibram melhor, harmonizando-se por meio da intensidade da carga. A recuperação tem duas funções importantes no desenvolvimento de novas adaptações: diminuir os níveis de fadiga e favorecer os processos de adaptação.

Duração dos intervalos de descanso

Como os intervalos de recuperação podem interferir nos objetivos do treinamento, sua seleção é de grande importância. Durante os intervalos de descanso, o desempenho não se opera em uma velocidade constante. Inicialmente a velocidade de recuperação é rápida, diminuindo depois, conforme chega a condições próximas às do estado de repouso. Os intervalos de descanso podem ser divididos em:

- Intervalo rígido: períodos de recuperação com tempos muito curtos, o que leva ao desenvolvimento da fadiga em progressão muito rápida.
- Intervalo curto: períodos de recuperação que permitem a restauração próxima ao nível inicial do exercício. Embora a fadiga também ocorra, seu ritmo é relativamente mais baixo que o anterior, permitindo assim um volume de trabalho muito maior.
- Intervalo completo: períodos de recuperação que permitam maior magnitude de restauração em relação ao intervalo curto e rígido.

Característica dos intervalos

Os intervalos de descanso podem ser divididos em recuperação passiva e recuperação ativa.

Recuperação passiva

Definimos como pausa passiva os intervalos de recuperação em que não é utilizada alguma forma de exercício durante os treinamentos intervalados.

Quando aplicamos um treinamento intervalado para desenvolver a resistência anaeróbia lática, estamos utilizando muito glicogênio e fosfocreatina como combustíveis energéticos para fornecimento de adenosina trifosfato (ATP).[10]

Ao utilizarmos as pausas passivas entre os tiros ou estímulos, estamos proporcionando uma remoção mais lenta do lactato com H^+ do músculo para o sangue. Isso faz com que o músculo leve mais tempo para equilibrar seu pH, que fica mais ácido durante esse tipo de pausa, mas em contrapartida proporcionamos uma ressíntese de fosfocreatina (PCr) mais rápida durante as pausas.

No entanto, se pensarmos em adaptações enzimáticas e de substratos energéticos, treinamentos que utilizem esse tipo de pausa tornam-se altamente aplicáveis durante o processo de preparação do atleta.

Aplicação prática da pausa passiva: realizar 10 estímulos de 5 minutos de intensidade máxima, utilizando pausa passiva de 2 a 4 minutos entre cada estímulo.

Recuperação ativa

A pausa ativa é caracterizada por intervalos de recuperação que utilizam estímulos de baixa intensidade (abaixo do limiar 1) e pode ser aplicada durante os treinamentos intervalados de alta intensidade. Essa pausa tem sido utilizada como recurso de recuperação ótima em treinamentos intervalados anaeróbios láticos, mas quando aplicamos esse tipo de recuperação devemos estar atentos à intensidade dessa recuperação. Sugere-se que a intensidade fique abaixo do limiar 1, permitindo assim remoção mais rápida do lactato com o H^+ do músculo para o sangue.

Quando se utiliza a pausa ativa abaixo do limiar 1, permite-se uma recuperação parcial da capacidade funcional nos próximos estímulos. A recuperação ativa pode ser utilizada também para acelerar o processo de recuperação após um treinamento anaeróbio intenso.

Robergs e Roberts[10] sugerem que a pausa ativa pode variar entre 35 e 50% $VO_{2máx}$ durante a recuperação, o que contribuiria para a recuperação mais rápida da acidez muscular.

Aplicação prática da pausa ativa: realizar 6 estímulos de 1.000 m utilizando pausa ativa com intensidade de 40% do $VO_{2máx}$ e duração de 2 minutos entre cada estímulo.

Organização das cargas

A organização das cargas de treinamento pode ser dividida em distribuição e interconexão.

Para a distribuição das cargas de treinamento, recomendam-se duas variantes de disposição:

- Cargas concentradas: concentram-se nas etapas definidas no ciclo de preparação. Quando aplicadas em atletas de alta qualificação, garantem modificações funcionais mais profundas no organismo.
- Cargas diluídas: entende-se como carga diluída a distribuição uniforme das cargas de treinamento durante todo o ciclo de preparação do atleta.

A interconexão das cargas indica a relação da disposição das cargas com diferente orientação funcional. Uma combinação das cargas de diferentes características assegura a obtenção do efeito cumulativo de treinamento. Vale ressaltar que o organismo se adapta ao exercício e a forma com que é realizado. Portanto, a alteração de uma capacidade física para outra, assim como um método de treinamento para outro, deve ser realizado de forma progressiva e coerente. Podemos citar, por exemplo, a resistência muscular para a força máxima em que há o aumento da intensidade e redução do volume que devem ser progressivos.

Grandeza da carga

A grandeza da carga representa a relação entre o exercício e as respostas do organismo a essas manipulações. Uma divisão mais criteriosa, segundo Platonov,[1] conforme discorrido na Tabela 4, apresenta características da carga de treino, objetivos e tempos de recuperação para cargas aplicadas em atletas com vários anos de experiência em treinamento periodizado.

Tabela 4 Grandeza das cargas

Carga	Critérios de magnitude	Objetivos
Pequena	15-20% do volume	Aceleração dos processos de recuperação
Média	40-60% do volume	Manutenção do nível conseguido
Importante	60-75% do volume	Estabilização e aumento do nível de treinamento
Grande	Fadiga clara	Aumento do nível de treinamento

Fonte: adaptado de Platonov, 2008.[1]

Teoria da supercompensação

A teoria da supercompensação é um modelo utilizado por especialistas para resolver problemas práticos. Nesse modelo, o efeito imediato de treinamento por meio da aplicação de uma sessão de treinamento é considerado com base na depletação de certas substâncias bioquímicas. Como exemplo mais conhecido, o glicogênio é depletado após um exercício anaeróbio lático com alto volume de trabalho. Segundo Platonov,[1] quando o tempo dedicado ao período regenerativo é adequado em relação às cargas de trabalho, os níveis de atividade enzimática e de substratos metabólicos são restabelecidos acima daqueles detectados antes do treinamento e as fibras musculares se regeneram plenamente dos traumas sofridos.

Após a fase de aplicação da carga de treinamento, segue a fase de recuperação. A recuperação é o processo que ocorre em reação à fadiga, direcionado para o restabelecimento da homeostase e da capacidade de trabalho.[1] A recuperação após uma carga física não significa apenas a volta das funções do organismo, aproximadamente, ao nível inicial. Se, após o trabalho de treinamento, as condições funcionais no organismo do atleta voltassem apenas ao normal, não existiria a possibilidade de promover seu aperfeiçoamento pelo treinamento orientado.

Ao final de um período de recuperação, acredita-se que o nível dos substratos energéticos e de recuperação tecidual estejam elevados acima do nível inicial.[11] Isso é denominado supercompensação, e o período no qual há a elevação dos parâmetros supracitados é denominado fase de supercompensação, que propicia melhor suprimento energético e capacidade funcional para exercícios que venham a requerer maior mobilização metabólica ou, ao contrário, economia de energia em atividades físicas que já eram habituais na estrutura de treinamento.[12-13] Nesse momento, se uma mesma carga de esforço físico for imposta, os mecanismos homeostáticos não serão rompidos na mesma extensão.[12] Por outro lado, se não for aplicada uma nova carga de esforço no tempo correto haverá involução dos benefícios adquiridos.[14] Daí advém a necessidade de sempre modular as cargas de esforço em um programa de treinamento, para que ele sempre produza uma resposta adaptativa positiva.[15]

Portanto, em toda fase de recuperação ocorre a normalização das funções: recuperação da homeostase, reconstituição das reservas energéticas e supercompensação dos recursos energéticos. Para Bompa,[15] a dinâmica da curva de recuperação não é linear, sendo mais acentuada no início da recuperação, conforme mostra a Figura 1.

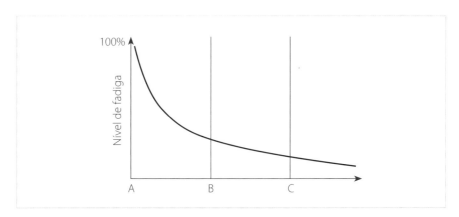

Figura 1 Dinâmica da curva de recuperação. A: reposição inicial dos substratos energéticos – 30 minutos a 6 horas. B: reposição total dos substratos energéticos – 6 a 24 horas. C: representa a recuperação na esfera neural (sistema nervoso central + A + B) – 24 horas.

Para os treinadores e profissionais que atuam na prática, uma referência relacionada aos tempos de recuperação ajudaria na organização do treinamento. A Tabela 5 apresenta a caracterização dos tempos necessários à recuperação dos diferentes processos do metabolismo e remoção do lactato.

Tabela 5 Tempo para recuperação de cada processo

Processo	Tempo de recuperação
Reservas de O_2	10-15 segundos
Reservas aláticas	2-5 minutos
Reservas glicolíticas	2-20 minutos
Eliminação do lactato do músculo para o sangue	2-20 minutos
Eliminação do lactato do sangue para os tecidos	30 120 minutos
Ressíntese do glicogênio muscular	12-48 horas
Ressíntese do glicogênio hepático	12-48 horas
Síntese das proteínas	12-72 horas

Fonte: adaptado de Volkov, 1990.[16]

No entanto, deve-se analisar esse conceito não somente na aplicação de uma carga, mas na aplicação de várias cargas. A periodização divide a temporada do atleta em ciclos, e a interpretação em curto, médio e longo prazos da aplicação da carga é fundamental para análise dos efeitos de treinamento. Se a carga de treinamento é adequada (volume, duração, intensidade e intervalo de descanso) e se a sessão seguinte coincide temporalmente com a fase de supercompensação, a condição do atleta avança.

REFERÊNCIAS

1. Platonov VN. Tratado geral do treinamento desportivo. São Paulo: Phorte; 2008.
2. Moreira SB. Equacionando o treinamento: a matemática das provas longas. Rio de Janeiro: Shape; 1996.
3. Navarro F. Principios del Entrenamiento y Estructuras de la Planificación Deportiva. Madri: C.O.E; 2000.
4. Monteiro AG, Lopes CR. Periodização esportiva: estruturação do treinamento. São Paulo: AG Editora; 2014.
5. Harre D. Teoria del entrenamiento desportivo. Habana: Ed. Científica Técnica; 1989.
6. Foss ML Keteveyan SJ. Bases fisiológicas do exercício e do esporte. Rio de Janeiro: Guanabara Koogan; 2000.
7. Billat LV. Interval training for performance: a scientific recommendations for middle-and long distance running. Part I: Aerobic interval training. Sports Med. 2001;31:13-31.
8. Bompa TO. Treinamento de potência para o esporte. São Paulo: Phorte; 2004.
9. Raposo AV. Planificación y organización del entrenamiento deportivo. Barcelona: Paidotribo; 2000.
10. Roberts SO, Robergs RA. Princípios fundamentais de fisiologia do exercício para aptidão, desempenho e saúde. São Paulo: Phorte; 2002.
11. Zatsiorsky VM. Ciência e prática do treinamento de força. São Paulo: Phorte; 1999.
12. Fry RW, Morton AR, Keast D. Periodisation of training stress: a review. Can J Sports and Science. 1992;17(3):234-40.
13. Bruin G, Kuiperss H, Keizer HA, Vander Vusse GJ. Adaptation and overtraining in horses subjected to increasing training loads. J Appl Physiol. 1994;76(5):1908-13.
14. Lopes CR. Análise das capacidades de resistência, força e velocidade na periodização de modalidade intermitentes. Conexões. 2007;3(1):122.
15. Bompa TO. Periodização: teoria e metodologia do treinamento. São Paulo: Phorte; 2002.
16. Volkov NI. Bioquímica. Moscou: Vneshtorgizdat; 1990.

3

Manifestações da força e variáveis do treinamento

MANIFESTAÇÕES DA FORÇA

As manifestações da força se asseguram pela reação de integração do organismo quanto à mobilização das capacidades psíquicas, das funções dos sistemas motor, vegetativo, hormonal e outros sistemas fisiológicos.[1] Podem-se distinguir quatro tipos básicos de manifestação da força – força máxima, resistência de força, potência e hipertrofia –, mas neste livro apenas as três primeiras serão discutidas para o treinamento das modalidades de resistência.

FORÇA MÁXIMA

Força máxima define-se como a capacidade máxima de produção de tensão do indivíduo durante uma contração voluntária máxima contra uma alta resistência externa, sem limite de tempo.[2] Tal fenômeno pode ocorrer de forma dinâmica (força máxima dinâmica) ou estática (força máxima isométrica), e durante ações musculares diferentes; portanto, considera-se que existam diferentes forças máximas produzidas no treinamento de força: concêntrica, excêntrica, isométrica e isocinética (referente à velocidade angular específica).[3]

Além disso, cada indivíduo pode gerar forças máximas diferentes durante movimentos similares. Tais variações têm origem em dois fatores a serem considerados: periféricos (capacidade de força máxima de um músculo ou grupo de músculos isolados) e centrais (coordenação dos comandos neurais). O fator central está relacionado ao incremento da produção de força com o aperfeiçoamento do controle dos mecanismos neuromusculares (coordenação intra e intermuscular). A coordenação intramuscular está relacionada à quantidade de informação advinda do sistema nervoso para o músculo (aumento na taxa de disparos da unidade motora e a o recrutamento de unidades motoras).

A coordenação intermuscular relaciona-se também ao processo de aprendizagem, permitindo movimentos mais eficientes por meio do aumento da inervação referente ao gesto motor a ser executado, incluindo a cooperação dos músculos antagonistas e estabilizações articulares pelos sinergistas, melhorando assim a adaptação neural e constituindo uma forma de incremento de força.[4]

A força máxima se desenvolve basicamente por dois métodos de contrações dinâmicas, além da isométrica, por contrações repetitivas ou por uma breve tensão máxima, e os movimentos se dão com altas sobrecargas e movimentos lentos.

Com base nesse contexto, um dos métodos de avaliação de força máxima mais utilizados tanto no âmbito de academias quanto no esportivo é o teste de 1 repetição máxima (RM).

Resultados consistentes são apresentados na literatura para ganhos de força máxima com altas cargas e poucas repetições. A maioria das evidências delimita o intervalo de repetições entre 1 e 6 RM.[5]

Outro aspecto da força máxima é explorado por Monteiro e Lopes,[6] que a definem como força máxima relativa, um conceito muito importante no contexto das modalidades esportivas, pois muitas vezes, nesses casos, a velocidade de execução de um gesto técnico específico da modalidade não deve ser mais rápida que uma força dinâmica máxima tão elevada.

FORÇA (HIPERTROFIA)

Alguns protocolos de treinamento visam ao aumento da seção transversa dos músculos alvo.[7-8] No treinamento utiliza-se esse tipo de força durante a maior parte do programa voltado para o aumento da massa muscular ou tônus muscular.

Siff e Verkhoshansky[9] chamam a atenção para o fato de que o desenvolvimento prévio de hipertrofia muscular pode conservar a manifestação de força máxima por mais tempo durante o período de treinamento, e essa relação se torna ainda mais efetiva sobre uma base neuromuscular melhorada. Schoenfeld[10] também denota a importância da adaptação neural, principalmente em praticantes iniciantes, para o sistema nervoso central (SNC) "coordenar os músculos de maneira mais eficaz" e, a partir do ganho de "experiência", a manifestação de força (hipertrofia) passa a ser predominantemente relevante.

Em relação a essa manifestação de força, há na literatura explanações segundo as quais se deve seguir a realização de exercícios com séries entre 6 e 20 repetições com cargas moderadas e altas,[7] sendo estas mais eficazes para a hipertrofia muscular. Entretanto, estudos recentes têm investigado o efeito hipertrófico de treinos de força com intensidades menores[11] e também associando a essas menores intensidades a oclusão do fluxo sanguíneo *Kaatsu training* ou "treinamento com oclusão vascular".[12]

RESISTÊNCIA DE FORÇA

Trata-se da capacidade do organismo de resistir à fadiga durante o trabalho de força prolongado.[7-8] Para Bompa,[13] é a capacidade muscular de sustentar o trabalho por um tempo prolongado. Platonov[14] considera resistência de força a capacidade de sustentar altos níveis de força por um longo período, superando a fadiga, o que é muito importante para a determinação dos resultados esportivos.

Primariamente, utiliza-se o treinamento de resistência de força quando se inicia a periodização para modalidades de resistência. A resistência de força favorece a aprendizagem dos movimentos/exercícios a serem introduzidos no programa de treinamento em função do maior número de repetições, bem como propicia equilíbrio muscular e previne lesões (profilaxia).

POTÊNCIA

Em relação à análise da fórmula P = trabalho/tempo, considera-se o trabalho desenvolvido em uma unidade de tempo, e isso indica sua importante influência em atividades diárias ou esportivas que solicitem o tempo de ação como estratégia, por isso na literatura a potência é indicada como parâmetro de limitação ou indicador do declínio funcional.[2] Assim, a potência é a força aplicada em uma unidade de tempo, isto é, a habilidade de gerar a máxima contração muscular o mais rápido possível, sendo expressa em $N.s^{-1}$. Uma característica importante desse tipo de força é o sincronismo na contração das fibras musculares, que permite um recrutamento instantâneo e eleva o nível da potência.

Componentes da potência

A equação que comporta a potência é:

$$Potência = força (N) \times velocidade (m/s) = watt (W)$$

Para a elaboração de planilhas de treinamento que tenham por objetivo o desenvolvimento dessa manifestação de força, há possibilidade de enfoque tanto na força aplicada ao movimento quanto na cadência. Um exemplo pode ser dado optando-se por exercícios que utilizam baixa, moderada ou alta sobrecarga; de acordo com a intensidade empregada no movimento será a velocidade de execução.

Porém, ainda considerando a mesma fórmula e isolando a variável velocidade, temos:

Velocidade = potência (W)/força (N) x = m/s

VARIÁVEIS DO TREINAMENTO DE FORÇA

A seguir são apresentadas algumas das variáveis que podem ser manipuladas nas sessões de treinamento de força a fim de elaborar um programa de treinamento:

1. Intensidade (prescrita por % 1 RM, zonas de RM, escala de repetição de reserva ou autosseleção da intensidade).
2. Volume (descrito pelo número de séries, repetições, exercícios e carga levantada).
3. Pausa (entre séries, exercícios e sessões).
4. Velocidade de execução ou cadência (rápida ou lenta durante as ações musculares a serem desempenhadas).
5. Ações musculares (concêntricas, excêntricas e isométricas).
6. Ordem dos exercícios (isolados e multiarticulares).
7. Amplitude de movimento (total ou parcial).

Intensidade

A intensidade do treinamento de força pode ser prescrita, basicamente, por quatro formas distintas:

1. Intensidade relativa ou % 1 RM, referindo-se a determinado percentual de carga máxima, obtido por meio de teste de 1 repetição máxima (1 RM).
2. Intensidade por zonas de repetição máxima (zonas de RM).
3. Escala de repetições de reserva.
4. Autosseleção da intensidade.

No caso da utilização da intensidade relativa, após seguir os protocolos oficiais para a validação do teste de 1 RM e com a carga definida, deve-se calcular a carga de treinamento a partir de uma porcentagem determinada pelo mesmo exercício do teste realizado, como no exemplo a seguir:

- Exercício: agachamento livre.
- Resultado do teste de 1 RM: 90 kg.
- Intensidade de treino programada: 90 a 95%.
- Peso: 81 a 85,5 kg.

Já na escolha da opção por zonas de RM, o primeiro passo é hipotetizar da maneira mais assertiva possível, e isso está relacionado ao lastro (professor/praticante), às sessões iniciais de treinamento e à carga a ser levantada para o intervalo previsto da zona de treinamento escolhida. De acordo com a execução ou evolução/déficit do praticante, essa carga é ajustada série a série, como no exemplo a seguir:

- Exercício: agachamento livre.
- Zona de treinamento: 4 a 6 repetições.
- Sobrecarga "peso" de treinamento escolhida: 75 kg.
  - Execução A: o praticante realizou 9 RM, sem ajuda.
  - Intervenção: ajustar a carga aumentando o peso.
  - Execução B: o praticante realizou 3 RM, sem ajuda.
  - Intervenção B: ajustar a carga reduzindo o peso.

Outra estratégia interessante para prescrever a intensidade do treinamento de força é a autosseleção,[15] que permite variar a seleção da intensidade e ainda fornece um bom treino para cada exercício. A autosseleção da intensidade permite selecionar uma carga confortável, mas ainda assim proporcionar um treino desafiador. Essa estratégia valorizará a preferência do atleta por realizar uma intensidade na relação com o número de repetições (p. ex., 8-10-12-15 repetições). Quando se solicita ao atleta escolher a carga para séries compostas de 12 a 15 repetições levando a uma percepção subjetiva do esforço (PSE) de 13 a 16, ele irá selecionar cargas correspondentes a ~46% de 1 RM e ~69% de 1 RM, respectivamente, em todos os exercícios.

Outro benefício da autosseleção é o fato de potencializar a afetividade com o treinamento e, por consequência, adesão em longo prazo.

Volume

O volume de treinamento é uma variável relevante em programas cujo objetivo seja aumento da força e massa muscular. O volume relativo refere-se ao número de exercícios por grupo muscular, séries e repetições tanto na sessão de treino como no microciclo. Já o volume absoluto (carga total levantada) leva em consideração a intensidade utilizada, referindo-se ao produto do número de séries pelo número de repetições e carga utilizada (expressa em quilogramas, quilogramas-força ou newtons).[16-18]

Dessa maneira, podemos manipular o volume do treinamento modificando a quantidade das variáveis ligadas ao contexto descrito: aumentando ou diminuindo o número de exercícios, séries, repetições ou mesmo da sobrecarga utilizada.

Quando a opção for trabalhar com o volume relativo, deve-se considerar exclusivamente a quantidade de movimentos completos realizados (séries/repetições):

- Exercício: rosca direta.
- Número de séries: 3.
- Número de repetições: 8.
- Volume de treinamento: 24 repetições.

No caso de volume absoluto, além da quantidade total de movimentos (séries/repetições), a sobrecarga total utilizada "peso" deve ser acrescida ao produto, como no exemplo a seguir:

- Exercício: tríceps testa.
- Número de séries: 3.
- Número de repetições: 12.
- Peso: 20 kg.
- Volume de treinamento: $3 \times 12 \times 20 = 720$ kg.

Da mesma maneira, pode-se calcular, além do volume do exercício, o volume: por grupo muscular, da sessão de treino, do microciclo, do mesociclo etc. Conclui-se que a manipulação do volume de treinamento a fim de potencializar as respostas adaptativas deve:

- Levar em conta objetivos individuais, nível de treinamento e grupo muscular envolvido.
- Considerar a utilização de no mínimo 10 séries/grupo/semana.
- Progredir gradualmente e oferecer períodos de redução da carga de treinamento a fim de evitar possíveis decréscimos na *performance* e de promover recuperação ótima.

Pausa

Tal intervalo se refere ao tempo despendido na recuperação entre séries e exercícios.[19] Essa variável é de grande relevância na prescrição e controle do treinamento de força, uma vez que pode influenciar consideravelmente a fadiga, duração, volume e via metabólica a ser utilizada durante as sessões.[20] Basicamente, as pausas podem assumir caráter completo (duração entre 3-5 minutos) ou incompleto (menor que 3 minutos). A principal diferença reside na magnitude de ressíntese da fosfocreatina e na recuperação do SNC, ocorrendo de maneira integral na primeira condição e de maneira parcial na segunda. Tradicionalmente, intervalos curtos (aproximadamente 60 segundos) e longos (3 minutos ou mais) eram recomendados a fim de maximizar adaptações de hipertrofia e força, respectivamente, induzidas pelo treinamento de força.[20]

Intervalos de descanso curtos, por não permitirem a ressíntese completa dos estoques de fosfocreatina e por apresentarem alta demanda metabólica, podem trazer prejuízos à *performance* de exercícios de força, especialmente no volume total realizado na sessão.[21] O uso de intervalos longos, por sua vez, apesar de demandarem maior tempo da sessão, permitem a mobilização de maiores sobrecargas/volumes,[8] influenciada pela possibilidade de ressíntese completa dos estoques de fosfocreatina. Além disso, maiores intervalos (5 minutos) parecem induzir maiores elevações na síntese proteica miofibrilar pós-exercício de força comparado a intervalos menores (1 minuto).[22]

Programas de treinamento de força com altos volumes têm-se mostrado de grande relevância na promoção de adaptações de caráter agudo e crônico.[5-26] Dessa forma, o uso de intervalos curtos pode não ser ótimo quando o objetivo é incrementar a força e a potência, embora tal hipótese ainda requeira maiores investigações.

Do ponto de vista prático, o uso de intervalos relativamente longos (2-3 minutos) deve ser priorizado quando o objetivo da sessão/programa for a mobilização de grandes sobrecargas e/ou a utilização de altos volumes. Entretanto, a quantidade de esforço demandada (máxima ou submáxima) e o tipo de exercício utilizado (multi ou isolado) podem ser duas variáveis a serem consideradas quanto à decisão sobre qual intervalo adotar durante a prescrição de programas de treinamento de força.

Velocidade de execução

A cadência do treinamento de força pode ser definida como o tempo/duração (em segundos) demandados para a execução de cada fase (excêntrica/concêntrica e isométrica em alguns casos) de determinado exercício. Normalmente, tal variável é expressa por meio de 3 dígitos sequenciais. O primeiro número se refere à duração da fase concêntrica, o segundo à fase isométrica de transição entre ações concêntricas/excêntricas (quando houver) e o terceiro à fase excêntrica do movimento. Por exemplo, uma cadência de 2-0-4 denota uma fase concêntrica de 2 segundos, fase isométrica inexistente e fase excêntrica de 4 segundos.

Ações musculares

Como discutido no Capítulo 1, os três tipos básicos de ações musculares são concêntricas, excêntricas e isométricas. Mecanicamente, há uma lógica-base para especulações segundo a qual ações excêntricas produzem a maior resposta anabólica, e a pesquisa geralmente se concentra nesse tipo de ação muscular.

A força excêntrica é aproximadamente 20 a 50% maior do que a força concêntrica[24] e permite uma carga mais alta durante o exercício. Além disso, as forças geradas durante o treinamento excêntrico são aproximadamente 20 a 60% maiores do que os gerados durante o treinamento concêntrico.[25] A maior tensão mecânica por fibra ativa é devida a uma reversão do princípio do tamanho do recrutamento, em que as fibras do tipo II são recrutadas seletivamente à custa das fibras tipo I.

Em linhas gerais, as ações musculares concêntricas e excêntricas parecem recrutar fibras musculares em ordens diferentes, resultando em diferentes respostas de sinalização de síntese proteica, e produzem adaptações morfológicas distintas em fibras musculares e fascículos. Portanto, ações concêntricas e excêntricas devem ser incorporadas durante o treinamento para maximizar as respostas nos ganhos de massa muscular.

Em relação à força e potência muscular, tanto as ações concêntricas como as excêntricas exercem papel importante no aumento na velocidade de disparos de potenciais de ação, bem como melhoria na sincronização de unidades motoras e velocidade de encurtamento da fibra muscular, fatores importantes para os atletas de resistência.

Ordem dos exercícios

A ordem dos exercícios é uma variável que pode ser determinante na *performance* do treino e consequentemente influenciar os efeitos resultantes na força e hipertrofia muscular. Fleck e Kraemer[26] mencionam duas tendências sobre esse aspecto: ordem alternada de grupos musculares e ordem de exercícios cumulativa, respectivamente.

Embora a grande maioria dos estudos tenha analisado respostas agudas diante das diferentes ordens de treinamento de força, algumas recomendações de caráter prático podem ser feitas no contexto da manipulação de tal variável. Para indivíduos iniciantes no treinamento de força, iniciar as sessões com exercícios envolvendo uma grande quantidade de massa muscular parece ser interessante. Com o aumento do nível de treinamento do atleta de resistência, alocar exercícios/grupos musculares prioritários e/ou deficitários no início da sessão de treinamento pode induzir maior trabalho mecânico (tensão mecânica) e maiores respostas adaptativas crônicas. Deve-se ainda levar em conta preferências individuais no processo de prescrição e seleção dos exercícios.

Amplitude de movimento

Uma variável que tem recebido relativamente pouca atenção é a amplitude de movimento (ADM), operacionalmente definida como o grau de movimento que ocorre em determinada articulação durante a execução do exercício. Em 2009, o American College of Sports Medicine discutiu brevemente a ADM, mas não chegou a fazer recomendações sobre sua aplicação prática.[27] Apesar da relativa falta de atenção na literatura, a ADM pode desempenhar um papel importante nas adaptações musculares e na *performance* esportiva.

A literatura tem sugerido que realizar o treinamento de força com amplitude total de movimento promove efeitos benéficos sobre o ganho de massa muscular nos membros inferiores quando comparada com o treinamento com amplitude parcial. No entanto, existe carência de estudos em relação aos membros superiores e os resultados são limitados e conflitantes, impedindo assim a capacidade de traçar fortes inferências práticas. Para o melhor do nosso conhecimento, até o momento não existem estudos que tenham investigado como a amplitude de movimento influencia o crescimento muscular nos músculos dos membros superiores. Neste ponto, nenhuma justificativa convincente pode ser feita para o emprego de determinada amplitude de movimento, seja ela parcial ou total, em relação aos membros superiores. Algumas evidências indicam que a resposta às variações na amplitude de movimento pode ser específica do músculo; no entanto, essa hipótese seria justificada com estudo mais aprofundado.

A prescrição da sessão de treinamento de força não precisa ser binária, escolhendo e incluindo apenas treinamento com amplitude total ou parcial. É concebível que a combinação de variações nas amplitudes de movimento (parcial e [ou] total) pode promover efeitos sinérgicos no ganho de massa muscular.

REFERÊNCIAS

1. Marchetti PH, Lopes CR. Planejamento e prescrição do treinamento personalizado: do iniciante ao avançado. 2 ed. Santa Bárbara D'Oeste: Mundo; 2018.
2. Fleck SJ. Periodized strength training: a critical review. J Strength Cond Res. 1999;13(1):82-9.
3. Guedes DP, Souza Junior TP, Rocha AC. Treinamento personalizado em musculação. São Paulo: Phorte; 2008.
4. Bacurau RFP, Pontes FL Jr., Uchida MC, Charro MA, Navarro F. Manual da musculação: uma abordagem teórico-prática do treinamento de força. 7 ed. São Paulo: Phorte; 2013.
5. Schoenfeld B, Contreras B, Vigotsky AD, Peterson M. Differential effects of heavy versus moderate loads on measures of strength and hypertrophy in resistance-trained men. J Sports Sci Med. 2016;15(4):715-22.

6. Monteiro AG, Lopes CR. Periodização esportiva: estruturação do treinamento. São Paulo: AG Editora; 2014.
7. Prestes J, Foschini D, Marchetti P, Charro M, Tibana R. Prescrição e periodização do treinamento de força em academias. 2 ed. São Paulo: Manole; 2016.
8. Ratamess NA, Alvar BA, Kibler WB, Kraemer WJ. Progression models in resistance training for healthy adults. Med Sci Sports Exerc. 2009;41(3):687-708.
9. Verkochansky Y, Siff MC. Superentrenamiento. Barcelona: Paidotribo; 2000.
10. Schoenfeld BJ. The mechanisms of muscle hypertrophy and their application to resistance training. J Strength Cond Res. 2010;24(10):2857-72.
11. Karabulut M, Abe T, Sato Y, Bemben MG. The effects of low intensity resistance training with vascular restriction on leg muscle strength in older men. Eur J Appl Physiol. 2010;108:147-155.
12. Sato Y. The history and future of Kaatsu training. Int J Kaatsu Training Res. 2005;1:1-5.
13. Bompa TO. Periodização: teoria e metodologia do treinamento. São Paulo: Phorte; 2002.
14. Platonov VN. Tratado geral do treinamento desportivo. São Paulo: Phorte; 2008.
15. Steele J, Malleron T, Har-Nir I, Androulakis-Korakakis P. Are trainees lifting heavy enough? Self-selected loads in resistance exercise: a scoping review and exploratory meta-analysis. Sports Medicine. 2022.
16. Zatsiorsky VM, Kraemer WJ. Ciência e prática do treinamento de força. 2 ed. São Paulo: Phorte; 2008.
17. Tan B. Manipulating resistance training program variables to optimize maximum strength in men: a review. J Strength Cond Res. 1999;13:289-304.
18. Zourdos MC, Klemp A, Dolan C, Quiles JM, Schau KA, Jo E, et al. Novel resistance training: specific rating of perceived exertion scale measuring repetitions in reserve. J Strength Cond Res. 2016;30(1):267-75.
19. Baechle TR, Earle RW. Essentials of strength and Conditioning. 2 ed. Champaign: Human Kinetics; 2000.
20. Willardson JM. A brief review: how much rest between sets? Strength Cond J. 2008;30(3):44-50.
21. De Salles BF, Simão R, Miranda F, Silva Novaes J, Lemos A, Willardson JM. Rest interval between sets in strength training. Sports Medicine. 2009;39(9):765-77.
22. McKendry J, Pérez-López A, Cleod M, Luo D, Dent R, Smeuninx B, et al. Short inter-set rest blunts resistance exercise-induced increases in myofibrillar protein synthesis and intracellular signaling in young males. Exp Physiol. 2016;101(7):866-82.
23. Burd N, Holwerda AAM, Selby KC, West DWD, Staples AW, Cain NE, et al. Resistance exercise volume affects myofibrillar protein synthesis and anabolic signalling molecule phosphorylation in young men. Physiol J. 2010;588(16):3119-30.
24. Gamble P. Strength and conditioning for team sports: sport-specific physical preparation for high performance. New York: Routledge/Taylor & Francis Group; 2010.
25. Hollander DB, Kraemer RR, Kilpatrick MW, Ramadan ZG, Reeves GV, Francois M, et al. Maximal eccentric and concentric strength discrepancies between young men and women for dynamic resistance exercise. J Strength Cond Res. 2007;21(1):34-40.
26. Fleck SJ Kraemer WJ. Fundamentos do treinamento de força muscular. 3 ed. Porto Alegre: Artmed; 2006.
27. American College of Sports Medicine. American College of Sports Medicine position stand. Progression models in resistance training for healthy adults. Med Sci Sports Exerc. 2009;41(3):687-708.

4

Treinamento de força: corrida, natação, ciclismo e triatlo

O treinamento de força é de suma importância para complemento do treinamento específico nos esportes de resistência. As antigas argumentações para o questionamento da efetividade do treinamento de força nos esportes cíclicos e de longa duração deviam-se basicamente a dois fatores:

- Antagonismo ou "concorrência das vias energéticas".
- Aumento do peso corporal, pela hipertrofia muscular, e consequentemente o custo energético para deslocar essa massa.

Porém, diversos estudos[1-7] já demonstram que, se bem aplicado, o treinamento de força pode trazer benefícios aos atletas/praticantes de esportes de resistência. Um corredor, ciclista, nadador ou triatleta mais forte realizará sua atividade específica de maneira mais econômica, ou seja, será capaz de executar os padrões motores cíclicos de sua atividade na mesma velocidade que executaria sem o treino de força, por exemplo, com um custo energético menor ou simplesmente "gastando menos energia". Além dessa economia de movimento, as discussões científicas, a prática deliberada e os inúmeros estudos que discutiremos neste capítulo tratam da possível influência positiva do treinamento de força, de forma direta ou indireta, nos principais marcadores fisiológicos que modulam a carga de treinamento ou avaliam a condição física desses atletas.

Outra vertente que vem ganhando espaço no contexto do treinamento de força e cuja aplicação prática, além da ótima relação profilática desse treinamento com inúmeras modalidades esportivas, apesar das poucas evidências diretamente relacionadas aos esportes de resistência, tem demonstrado resultados interessantes e está no contexto preventivo, evidenciado principalmente pelo treinamento do *core*, da musculatura mais profunda, sinergistas e estabilizadores dos padrões de movimentos específicos, dos treinos proprioceptivos e de estabilidade.[1,8-9] Baldwin et al.[9] destacam que nos esportes de resistência o período de inatividade ou com redução dos volumes e intensidades no ciclo de treinamento por lesões influencia diretamente o desempenho dos praticantes, pois o treinamento é um dos mais relevantes modificadores no desempenho de atletas praticantes de esportes de longa duração. Assim, a utilização do treinamento de força como estratégia preventiva se torna mais uma importante ferramenta para os esportes de resistência.

Sob essa perspectiva, neste capítulo serão abordadas as adaptações e aplicações práticas do treinamento de força para os esportes de resistência, mais especificamente para a corrida, o ciclismo, a natação e o triatlo.

Os conceitos da aplicação de força aos esportes de resistência têm características relativamente homogêneas, e muitos dos estudos realizados e citados nesta obra envolvem simultaneamente mais de uma modalidade em sua análise e até mesmo outros esportes, como o esqui *cross-country*, por exemplo, muito evidenciado na Europa. Seus resultados, porém, trazem boa transferência e aplicabilidade a várias modalidades com características de ações cíclicas e de longa duração.

Nugent et al.,[10] em uma metanálise que partiu de 615 estudos, 9 dos quais passaram pelos critérios de seleção, analisando 137 atletas de esporte de resistência, concluíram que o treinamento de força com longas repetições não apresentou vantagens em comparação ao grupo controle e ao treinamento de força em altas intensidades com séries mais curtas, recomendando cautela ao incorporar o treinamento de força de altas repetições (HRST) a um programa de treinamento de atletas de resistência, devido às altas demandas fisiológicas e de percepção subjetiva de esforço.

Um estudo norueguês[1] avaliou 19 esquiadores *cross-country*. O grupo experimental treinou força máxima nas ações concêntricas de movimentos para tronco e membros superiores, simulando os gestos da modalidade em polias, 3 vezes por semana, durante 8 semanas, com 3 séries de 6 repetições a 85% da carga máxima, enquanto o grupo controle realizou suas atividades tradicionais de "resistência de força" (esqui, esqui em patins e corrida). Os resultados indicaram ao grupo experimental aumento da força máxima (1 repetição máxima – RM) e diminuição do tempo para alcançar o pico de força em trabalho submáximo, melhorando assim a economia de movimento para os trabalhos de resistência aeróbia, retardando a fadiga e sem aumento do peso corporal. Os autores concluem afirmando que o treinamento de força máxima deve ser incluído na rotina dos atletas de resistência para melhorar o desempenho, e estendem a proposta para um trabalho de reabilitação e prevenção na medicina esportiva.

Em adição, Berryman et al.,[3] em metanálise, selecionaram, dentre 554 estudos, 28 que preenchiam os critérios de inclusão para avaliar os efeitos do treinamento de força no desempenho dos esportes de resistência. Os resultados apontam que a incorporação de um mesociclo de força traz melhorias ao desempenho da corrida, ciclismo, esqui *cross-country* e natação, principalmente em relação à economia de movimento (0,65 [0,32-0,98]), força máxima (0,99 [0,80-1,18]) e potência (0,50 [0,34-0,67]). Conclui-se que o treinamento de força deve ser associado ao treinamento específico das modalidades para otimização no desempenho das provas de média e longa duração.

Embora conhecida a importância de analisar estudos envolvendo simultaneamente distintas modalidades, ou outros esportes de resistência que não sejam discutidos neste livro, caracterizar as modalidades de maneira individualizada e analisá-las em razão de suas especificidades torna-se crucial para entender e aplicar os conceitos de força de maneira mais direcionada. Dallam[11] aponta os seguintes fatores de cada modalidade para aplicação eficaz dos treinos de força:

- Padrão do movimento de corpo inteiro.
- Gama de movimentos durante a aplicação da força.
- Recuperação.
- Velocidade dos padrões de movimento.
- Natureza das contrações musculares envolvidas.
- Ações simultâneas × ações sequenciais.
- Relação do movimento com a gravidade, o solo, a bicicleta ou a água.
- Relação da natureza do impulso da força com o movimento de deslocamento à frente.

Neste capítulo, que tem caráter prático, apesar de a literatura (como destacaremos a seguir) apontar a força máxima e a potência como as principais manifestações de força a apresentarem resultados efetivos para os esportes de resistência, não devemos negligenciar a aplicação da resistência de força em casos específicos no contexto da periodização do treinamento:

- Como base da preparação prévia à aplicação da força máxima e da potência para atletas com pouco lastro de treinamento, déficit técnico na execução dos exercícios básicos do treinamento de força ou períodos de transição relativamente longos no modelo de periodização clássica.
- Como modelo para reduzir volumes excessivos do treinamento específico (minutos ou quilômetros nadando, pedalando ou correndo).
- Imprescindível para atletas que venham de um histórico de lesão, nos quais essa manifestação cumpre o papel de elevação de carga progressiva.

A CORRIDA

Apesar de consistir em ações cíclicas e repetitivas como as outras modalidades (natação e ciclismo), a corrida tem uma importante característica que a diferencia e que deve ser observada para a manipulação das cargas de treino: o componente excêntrico, que aparece na fase de aterrissagem e está relacionado ao efeito elástico (*stiffness*) e consequentemente ao "impacto", está mais evidenciado, principalmente pela relação dos torques, ilustrada na Figura 1:

- Torque externo: gerado pela ação gravitacional e consequente "frenagem" unilateral dos movimentos pelas ações excêntricas de flexão de quadril, joelho e tornozelo durante a primeira metade da fase de contato, denominada apoio ou *brake*.
- Torque interno: gerado inicialmente na fase de "resposta à carga", propulsão ou impulsão, quando o corredor devolve em forma de energia elástica e ações concêntricas de extensões sincronizadas do tornozelo, joelho e quadril a energia acumulada da fase anterior.
- Fase de balanço, voo ou recuperação: o corredor aumenta seu deslocamento vertical e consequentemente, para aterrissar e começar um novo ciclo contralateral, receber toda a taxa de carga, levando em consideração o torque externo, sua massa corporal, a oscilação vertical e as relações biomecânicas associadas principalmente à posição de seu centro de massa, genericamente chamado de centro de gravidade.

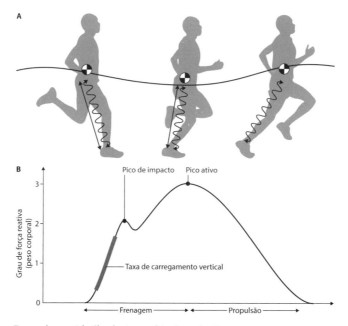

Figura 1 Fases da corrida (*brake/propulsion*) e relação com torques.
Fonte: adaptada de Kulmala et al., 2018.[12]

Sabendo dessas características exclusivas da corrida, o treinamento de força pode, como visto anteriormente, além das imposições de cargas comum a todos os esportes de resistência, ganhar contornos específicos, adequando as manifestações de força (estudadas no capítulo anterior) a cada etapa da periodização ou ao objetivo específico de cada corredor.

Na corrida, apesar de receber e impulsionar a força com os membros inferiores e de maneira unilateral, as ações motoras de corpo inteiro são totalmente integradas e simultâneas, com ações excêntricas, isométricas e concêntricas que visam, além dos gestos motores primários, estabilizar e equilibrar todo o corpo durante as fases de apoio, propulsão e recuperação. Nesse sentido podemos pensar em exercícios de força que tenham essas características, por exemplo, um agachamento livre, que mantém os padrões de movimentos da corrida não só em relação às articulações de membros inferiores (tripla extensão de tornozelo, joelho e quadril), mas também quanto à ativação de toda a musculatura de *core*, quadril e tronco para estabilizar e equilibrar todo o corpo com a barra nas costas durante as ações (excêntricas e concêntricas) primárias dos membros inferiores.

Nesse sentido, pode-se pensar nas manifestações de força adequadas para utilizar, entre outros, os exercícios descritos a seguir, dispostos de maneira organizada na periodização do treinamento do corredor de resistência. No estudo de Beattie et al.[4] é identificada a utilização de alguns dos exercícios anteriormente descritos, distribuindo as manifestações de força (força máxima, reativa e potência) de maneira organizada, em uma periodização de 40 semanas, para 20 corredores treinados de média e longa distância. Nas semanas 0, 20 e 40 os grupos: experimental (11) e controle (9) realizaram avaliações de indicadores fisiológicos, força e composição corporal. O grupo experimental treinou:

- Nas semanas 1 a 20 (período de preparação): 2 vezes por semana, enfatizando força máxima prioritariamente (variações de agachamento com altas cargas e baixas velocidades) e a força reativa de maneira secundária (saltos sem carga e contra movimento).
- Nas semanas 20 a 40 (período de competição): 1 vez por semana, enfatizando primariamente potência (exercícios de agachamento com saltos) e força reativa (trabalhos pliométricos e variações de saltos) e de forma secundária a manutenção da força máxima, com estímulos esporádicos.

Foram observadas melhoras significativas no grupo que treinou força nos níveis de força máxima, força reativa, economia de movimento e na $vVO_{2máx}$, enquanto o grupo controle não apresentou evolução. Os autores concluem que o treino de força propicia mudanças positivas no desempenho de corredores competitivos de longa distância, sem apresentar hipertrofia concomitante.

Especificamente sobre a influência do treino de potência para corredores, Paavolainen et al.[7] analisaram os efeitos da implantação de um treino de potência simultaneamente ao treino específico de resistência, em comparação ao treinamento de apenas resistência, porém com volumes equalizados. Nesse estudo, 18 corredores experientes foram divididos em dois grupos, experimental (10) e controle (8), e testados em: contra relógio de 5 km, economia de corrida, velocidade máxima de 20 m, teste de 5 saltos, $VO_{2máx}$ e indicadores metabólicos anaeróbios. Após 9 semanas de intervenções com exercícios de potência aplicados 2 vezes por semana – *sprints* curtos, saltos sem sobrecarga externa, saltos com barra nas costas e exercícios de força (*leg press* e cadeira extensora com baixas cargas e altas velocidades) –, o grupo experimental apresentou melhoras significativas no teste contra relógio de 5 km, economia na corrida e na velocidade anaeróbia, sem mudança no $VO_{2máx}$. Os autores finalizam dizendo que treinos de potência realizados juntamente com os treinos específicos de resistência melhoraram o desempenho de uma corrida de 5 km em atletas bem treinados.

Pode-se também, no intuito de tornar o estímulo ainda mais específico, realizar o exercício de agachamento com prioridade unilateral. Conhecido como avanço, o fato de evidenciar as ações da tripla extensão à perna da frente, pois a perna de trás apenas estabiliza parcialmente o movimento, torna as exigências da musculatura estabilizadora e sinergista mais latentes, além de potencializar o efeito da sobrecarga externa, ou seja, com menos peso, é possível gerar uma ótima intensidade.

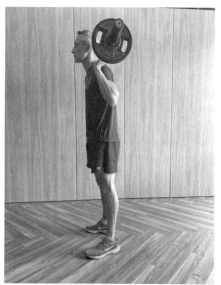 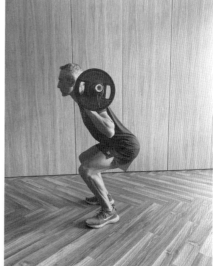

Figura 2 Agachamento livre com barra.

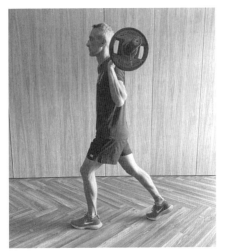 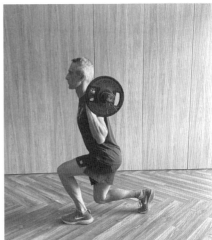

Figura 3 Avanço com barra.

Não deve ser esquecido que uma das maneiras mais específicas de aplicar a força para corredores é correr na subida, assim como nadar com palmar ou paraquedas para a natação e pedalar na subida e com marchas pesadas, o famoso *big gear*, para o ciclismo. Nesse sentido é necessário muito cuidado com a implementação excessiva de recursos e ferramentas no treinamento de força dentro das academias, tentando criar similaridade aos padrões de corrida, com o risco de perder o contexto primário da valência força e suas adaptações desejadas. Dessa maneira, cabe ao profissional que distribui a carga do treinamento de força analisar o perfil e a individualidade de cada atleta/aluno, sua etapa da periodização e os objetivos a serem alcançados e, se necessário, reduzir a sobrecarga externa e potencializar outras variáveis, como equilíbrio, propriocepção, estabilidade, ativação do *core* e musculatura sinergista e padrões de movimentos. Por exemplo, trocar o exercício de avanço, descrito anteriormente, ou simplesmente incluir o *pistol squat*, que deve ser executado também unilateralmente, porém sem o apoio da perna contralateral, que fica estendida à frente do corpo, exigindo mais flexibilidade, equilíbrio e coordenação intra e intermuscular, além da principal capacidade estudada nesta obra, a força.

Todo o contexto aqui discutido ainda pode ser direcionado de maneira progressiva e de acordo com a resposta qualitativa do praticante a cada etapa cumprida com excelência, chegando então à manifestação de potência, discutida no capítulo anterior. Esses exercícios podem ser executados evidenciando o aumento da velocidade durante a fase concêntrica dos exercícios com sobrecarga externa ou com variações de saltos, com ou sem sobrecarga, buscando principalmente adaptações na melhoria da energia elástica (CAE), atenuação da resposta do OTG e potencialização do fuso neuromuscular (ver Capítulo 1).

Os músculos da panturrilha – gastrocnêmio medial, gastrocnêmio lateral e sóleo –, que juntos formam o tríceps sural, são de extrema importância para o corredor. Além de serem os principais responsáveis pelo retorno venoso, biome-

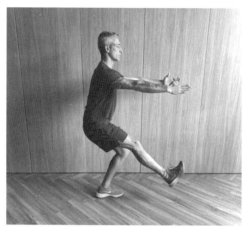

Figura 4 *Pistol squat.*

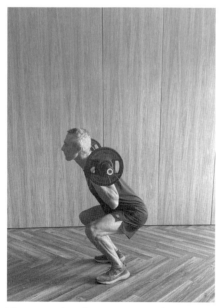 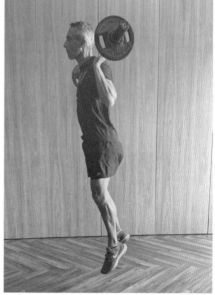

Figura 5 Agachamento com salto vertical (*squat jump*).

52 Treinamento de força e periodização para modalidades de resistência

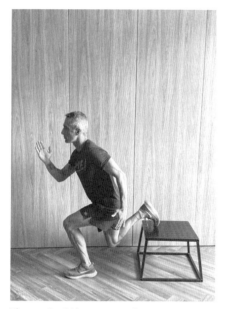
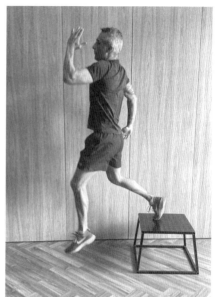

Figura 6 Búlgaro com saltos.

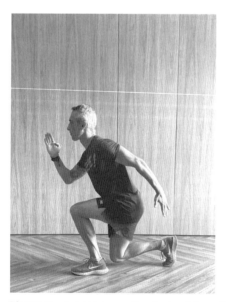
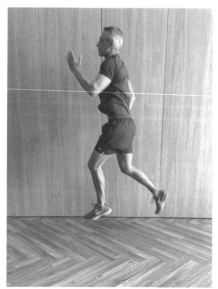

Figura 7 Avanço com saltos (unipodal ou alternado).

Treinamento de força: corrida, natação, ciclismo e triatlo 53

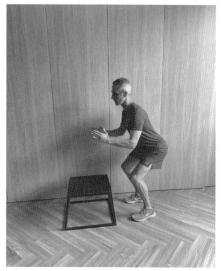 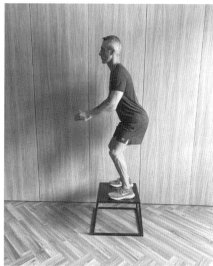

Figura 8   Saltos com ações concêntricas sobre o *step* ou caixote.

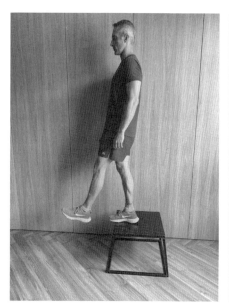 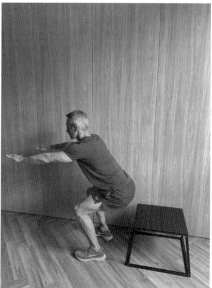

Figura 9   Saltos com ações excêntricas sobre o *step* ou caixote.

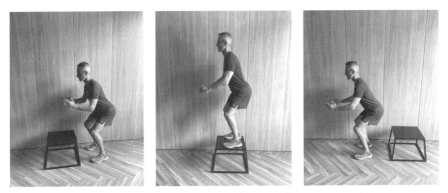

Figura 10 Saltos com ações concêntricas e excêntricas sobre o *step* ou caixote.

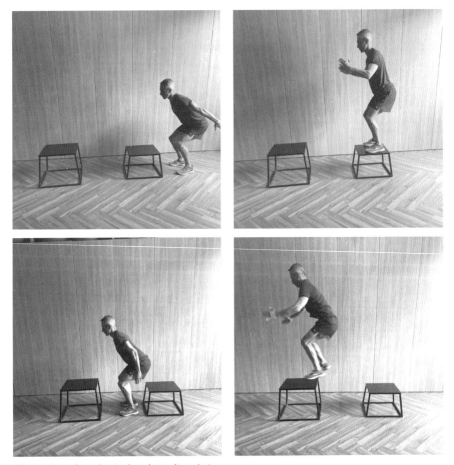

Figura 11 Sequência de saltos pliométricos.

Treinamento de força: corrida, natação, ciclismo e triatlo **55**

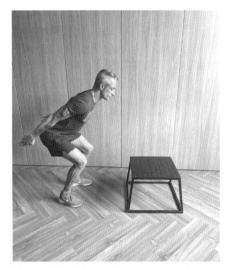 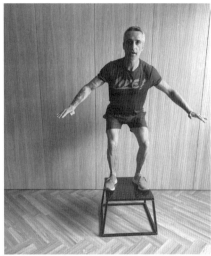

Figura 12 Saltos sobre o *step* ou caixote com giros.

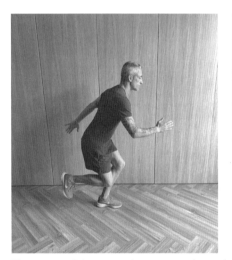 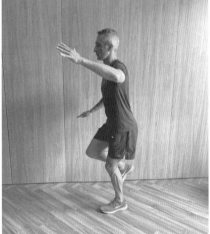

Figura 13 Saltos unipodais com mudança de direção.

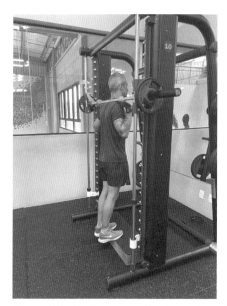 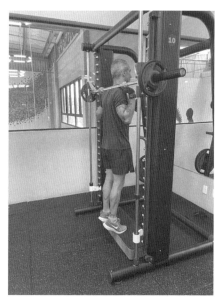

Figura 14 Flexão e extensão plantar dos músculos gastrocnêmio e sóleo.

canicamente recebem o impacto da passada pela ação excêntrica e com o efeito elástico do CAE, já discutido anteriormente, potencializando uma das principais ações concêntricas do corredor: a extensão do tornozelo. Nesse sentido, o fortalecimento dessa musculatura deve estar presente em qualquer plano de treinamento de força para a modalidade, seja em caráter preventivo, pois é uma das musculaturas mais acometidas por lesão, ou para desenvolver e potencializar as manifestações de força máxima e potência.

Um dos exercícios mais utilizados pelos corredores é a extensão de tornozelo em pé (bi ou unilateral), que, por ser feita com extensão ou leve flexão de joelhos, simula a ação durante a corrida.

O CICLISMO

Em relação ao treinamento de força no ciclismo, apesar de alguns estudos[1,3,10] o abordarem de maneira generalizada, ao lado de outros esportes de resistência (corrida, natação e esqui), e apresentarem resultados consistentes na melhora da força máxima, potência e economia de movimento, existem características específicas que o diferenciam da corrida: a prioridade nas ações concêntricas de membros inferiores e a fase de recuperação, porém sem a mesma ênfase excêntrica e o padrão elástico (CAE) dos ciclos de passadas que acontecem nos corredores, e também em relação à própria postura sobre a *bike*, que envolve de modo específico e significativo a musculatura do *core*, dorsais e membros superiores.

Mesmo alguns praticantes, atletas e até treinadores ainda tendo uma visão mais ortodoxa segundo a qual o treinamento de força poderia "concorrer" com o ciclismo de resistência, as pesquisas atuais demonstram importantes ganhos dessa combinação (treino específico de resistência + treino de força). Rønnestad e Mujika[13] destacam que o treinamento de força para esportes de resistência pode melhorar a economia de movimento, retardar a fadiga, potencializar a capacidade anaeróbia e aumentar a velocidade máxima, porém observam que as evidências em relação ao treinamento de força máxima são mais consistentes que a potência em relação ao ciclismo.

Outra vertente interessante do treino de força para o ciclismo de longa duração é destacada por Rønnestad et al.,[14] sobre o recrutamento dos tipos de fibras musculares no ciclismo. Os autores destacam que o treinamento de força máxima modifica a disposição das fibras musculares aumentando as fibras do tipo I, e esse aumento amplia o tempo até a exaustão, atrasando assim o momento de ativação das fibras do tipo II, mais potentes e menos econômicas, usadas para os momentos finais e decisivos de provas longas, por exemplo.

Corroborando essas duas abordagens, Aagaard et al.[15] demonstraram que, em atletas de alto desempenho (seleção sub 23 masculina de ciclismo dinamarquesa), a implantação de uma periodização de treinamento concorrente (treino de resistência específico + treino de força) de 16 semanas, totalizando 40 sessões com 4 séries de 4 exercícios, resultou em aumento da força máxima e da capacidade de gerar potência, sem provocar hipertrofia e causando redução do percentual de gordura corporal, o que não aconteceu no grupo que só treinou resistência. Essa melhora é apontada como adaptações neuromusculares com mudanças na composição das fibras; o grupo que treinou "concorrente" teve aumento nas fibras do tipo IIA e redução nas fibras tipo IIX, e isso refletiu no aumento da resistência no teste contra relógio de 45 minutos, pois as fibras IIA são menos fatigáveis e podem produzir energia contrátil de maneira mais eficaz.

Nesse contexto, pelas características em comum, pode-se pensar na manutenção da aplicação de exercícios utilizados, descritos e exemplificados quando se discutiu a corrida, como o agachamento e suas variações, que encabeçam a lista de qualquer programa de treinamento para modalidades de resistência e estão incluídos na grande maioria dos estudos científicos que envolvam corrida, ciclismo, natação e o treinamento de força, mas também pelos padrões específicos do ciclismo.

Sugere-se incluir exercícios que possam levar a maior especificidade na aplicação das manifestações de força evidenciadas e discutidas nesta obra. Logo a seguir, apresentamos alguns exercícios que podem ser incorporados à periodização do treino de força para atletas de resistência.

LEG PRESS

O *leg press* é um potente exercício multiarticular usado para enfatizar a musculatura de membros inferiores, em especial quadríceps, com participações de glúteo e tríceps sural (panturrilha), por suas ações primárias de extensão de quadril, joelhos e, se direcionada com relativa pressão no antepé, do tornozelo. Se fizermos uma analogia com o agachamento (ver Figura 15), identificaremos as mesmas ações primárias da tripla extensão, porém, se pensado em relação à postura sentado, além do comum apoio dos ísquios no banco, do aparelho e da bicicleta, tem-se uma grande amplitude de flexão de tronco e/ou de quadril enquanto as ações musculares estão sendo executadas.

Ainda, assim como no agachamento, existe a possibilidade de ser executado de modo unilateral (ver Figura 3) e de concentrar as ações de maneira unilateral, como acontece no ciclo da pedalada.

Tanto em relação à eficácia e utilização dos exercícios citados quanto em relação às principais manifestações de força, Vikmoen et al.[16] investigaram a implantação de um treinamento de força, durante 11 semanas, em 18 ciclistas mulheres treinadas: 11 com força + resistência (F + R) e 8 com resistência. Foram aplicados testes pré e pós-intervenções com treinamento de força (biopsia do vasto lateral, ressonância magnética, teste incremental para componentes anaeróbios, $VO_{2máx}$, teste de 1 RM específico com *leg press* unilateral, teste de Wingate e teste de 40'. Os treinos específicos de resistência tiveram os volumes equalizados e o treinamento de força: 2 vezes na semana, 4 exercícios com 3 séries (2 unilaterais: *leg* e flexão de quadril; e 2 bilaterais: agachamento e flexão plantar), cadência (rápido na ação concêntrica e moderada na ação excêntrica, dispostos assim nas 11 semanas: S1/3 – 6/10 RM; S4/6 – 5/8 RM; S7/11 – 4/6 RM). Os resultados mostraram mudanças significativas na força máxima (39%), na área de seção transversal do músculo quadríceps, na proporção dos tipos de fibras (aumento na proporção de fibras IIA em relação a IIX e IIAX), na potência do pico, de saída e média, e na fração utilizada de $VO_{2máx}$ para o grupo F + R, sem mudanças para o grupo R. Os autores concluem que o treinamento de força melhorou a economia de movimento e a utilização fracionada de $VO_{2máx}$. Essa melhora da fração ocorreu mesmo sem melhora estatística (apenas tendenciosa ao R + F) do $VO_{2máx}$, corroborando o fato de que a implantação de um período de treino de força para ciclistas femininas melhora o desempenho e a economia de movimento.

Em outro estudo da aplicação do treinamento de força no desempenho de ciclistas de resistência, mais uma vez utilizando como exercícios principais do programa de treinamento o agachamento e o *leg press* unilateral, Bastiaans et al.[17] investigaram a inclusão de um programa de potência durante 9 semanas.

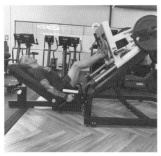 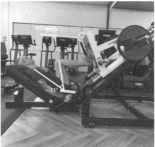 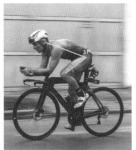

Figura 15 *Leg press* e analogia com a posição no ciclismo.

Um dos diferenciais desse estudo em relação a pesquisas anteriores foi a equalização do volume total de treinos, ou seja, o grupo experimental não apenas incluiu o treinamento de força associado ao treino de resistência específico como trocou 37% do volume total de treinos por treinos de potência. Os exercícios eram realizados com altos volumes (4 × 30 repetições) e na maior velocidade possível em sua fase concêntrica (para caracterizar as ações de pico de potência concêntrico da pedalada). Os resultados mostraram que a substituição de uma parte do treino de resistência por força não alterou o desempenho em resistência, visto que o teste contra relógio não apresentou diferenças entre os grupos, mas, em relação ao teste de desempenho de curto prazo (STP – 30 segundos), o grupo que treinou força manteve seu desempenho, enquanto o grupo controle apresentou queda significativa, mostrando uma adaptação neural de resistência mais rápida quando o treino de resistência é combinado com o treino de força e corroborando o que dizem outros estudos quanto ao fato de que o aumento da força máxima aumenta a disposição e o recrutamento das fibras de contração mais lentas.

As intervenções de potência alusivas ao ciclismo incluem menores características de saltos se comparadas à corrida, que, como descrito anteriormente, têm em suas ações motoras específicas o componente do CAE mais evidenciado que no ciclismo. Nessa mesma linha, Yamamoto et al.[18] verificaram, por meio de revisão sistemática, a importância da inclusão de treinos de força na rotina de treinos de resistência específicos em ciclistas treinados, e também evidenciaram que o treino concorrente pode ser de extrema utilidade para esse público, em especial se for utilizada a potência com volumes ótimos de treino, porém com relativo cuidado na distribuição das cargas de treinamento, e que os treinos de força sejam preferencialmente incorporados no lugar de partes dos treinos específicos, e não acrescidos, pelo risco de um aumento excessivo no volume e sua consequente fadiga.

Levantamento terra

Se analisarmos o levantamento terra em comparação ao agachamento, por exemplo, teremos as mesmas ações musculares primárias (extensão de quadril, joelho e tornozelo) e, consequentemente, a mesma musculatura envolvida (glúteos, quadríceps e panturrilhas) de forma primária. Porém, o que o diferencia, além de iniciarmos o movimento pela ação concêntrica, uma vez que o início do exercício é com a barra no solo, é o fato de se empunhar a barra com as mãos e mais à frente do corpo, o que implica mudanças de exigência muscular, acionando mais toda a região dorsal (glúteos, trapézio, latíssimo dorsal, deltoide posterior e bíceps femoral), tanto pelo fato de segurar a barra à frente do corpo quanto pelo maior padrão do quadril diante da limitação física da flexão dos joelhos causada pela própria barra.

Outro estudo que destaca a aplicação do treino de força a ciclistas foi realizado por Battie et al.,[4] que investigaram a implantação de um programa de treino de força (20 semanas) para ciclistas bem treinados. As 2 sessões semanais de 45 minutos enfatizaram primariamente a força máxima com exercícios de variações do agachamento, como o levantamento terra (Figura 16), e altas cargas com baixas velocidades, e secundariamente a potência com agachamentos com saltos (ver Figura 5) com altas e moderadas cargas, executados em velocidade.

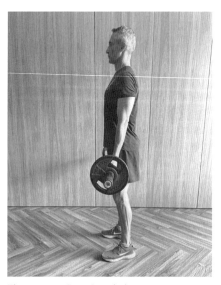
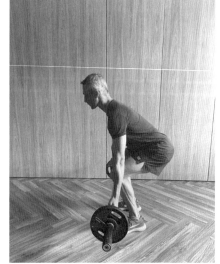

Figura 16 Exercício de levantamento terra.

Os autores destacam que esse tipo de treinamento de força pode interferir tanto na morfologia (tipo e estrutura da fibra muscular e nas propriedades do tendão) quanto nos aspectos neurais (sincronização e recrutamento de unidades motoras, frequência de disparos e coordenação intermuscular), e a consequência disso é a diminuição do custo energético, o aumento da capacidade de $VO_{2máx}$ e das potências picos em *sprints*. Os resultados ficaram em consonância com as hipóteses, mostrando que o treinamento de força de 20 semanas aumentou em ciclistas de estrada treinados: os marcadores de força (força máxima 10,4% e potência 11,2%), os marcadores fisiológicos ($WVO_{2máx}$ 8,5% e potência pico em *sprints* 8,4%) e os marcadores de composição corporal (massa magra em membros inferiores 1,8%). Esses dados tornam a aplicação do treinamento de força mais interessante, pois o grupo controle, que só treinou resistência específica, reduziu seus níveis de força máxima, potência específica do ciclismo e massa muscular de membros inferiores.

A NATAÇÃO

Na natação de resistência, que abordamos nesta obra, o treinamento da força é contextualizado, em parte, de maneira distinta das provas curtas na natação. A aplicação da força na natação de curta duração abrange exponencialmente o treinamento de membros inferiores fora e dentro da água, visto que dentro das tarefas das provas curtas temos as saídas dos blocos e as viradas, correspondentes a etapas cruciais do resultado final. Nesse contexto, o treinamento de potência é utilizado para a melhora do desempenho. West et al.,[19] nesse sentido, relatam que nadadores com maiores referências de potência e predição de 1 RM tinham os menores tempos nos 15 m iniciais.

Na natação de resistência, o conceito da força deve ser pensado para respostas ante a ciclicidade e a continuidade com a resistência da água, uma vez que nas provas longas a saída do bloco não tem tanta relevância, as viradas tendem mais a um conceito técnico que de potência e as provas de águas abertas não apresentam essas etapas e são caracterizadas em caráter exclusivamente cíclico e contínuo.

Nesse sentido, Morouço et al.,[20] em estudo de revisão com o treinamento de força a seco (fora da água), desconsiderando as saídas de bloco e as viradas, concluíram que o treinamento de força, principalmente para tronco e braços, pode contribuir para a melhora no desempenho da natação. Os autores evidenciam que, quanto mais curta a prova, mais evidentes são os ganhos com o treinamento de força, mas não descartam que a maior força muscular está relacionada com maior potência na braçada, com economia de energia e melhora técnica, e isso causa benefícios para os nadadores de maneira geral.

Assim como discutido na corrida, o receio de alguns treinadores e atletas da natação é a hipótese da influência negativa do treinamento de força ante a perda de flexibilidade, afetando a habilidade técnica, ou o aumento na força de arrasto pela hipertrofia muscular, uma das possíveis respostas do treinamento de força. Hoje em dia essas relações são contraditadas em muitos estudos,[5,9,21-22] pois a influência na flexibilidade e o aumento da massa corporal podem ser negligenciados diante de uma eficaz manipulação das cargas do treino e da correta distribuição das manifestações de força nas etapas do ciclo de treinamento de um atleta.

A intenção do treinamento de força para nadadores abrange principalmente a melhora no desempenho e a prevenção de lesões. Porém, a principal característica que diferencia a natação dos esportes que vimos até então, corrida e ciclismo, é o uso do treinamento de força eminentemente para a parte superior do corpo,[23] uma vez que o "chute" contribui aproximadamente para apenas 10% da propulsão do nado *crawl*.[24]

O nado *crawl*, principal estilo utilizado no nado livre, nas natações de águas abertas e nas provas longas de natação, constituirá o foco de análise desta obra. Nesse sentido, os principais músculos propulsores desse estilo são peitoral maior, grande dorsal e tríceps braquial. Porém, Baldwin et al.[9] destacam que a estabilização dos membros superiores se torna de suma importância para que a propulsão submersa no nado *crawl* seja potencializada, destacando a participação do redondo menor, do manguito rotador (supraespinhoso, infraespinhoso, subescapular e redondo menor), trabalhando em conjunto com o peitoral maior.

No entanto, segundo Pink et al.,[22] durante o nado *crawl*, pela alta variabilidade na técnica dos atletas, ocorre uma enorme variação na ativação dos grupos musculares envolvidos, além dos músculos supracitados. Apesar de o foco do trabalho de força estar em membros superiores, enfatizando prioritariamente exercícios multiarticulares em força máxima e potência, a transferência dos benefícios do treinamento de membros inferiores supracitados também traz benefícios para a natação, uma vez que estudos referidos anteriormente analisam inúmeras modalidades de maneira simultânea, inclusive a natação.[3,5]

Um estudo de Filho et al.[5] avaliou 14 triatletas em testes máximos de corrida (2.400 m), bicicleta (*Wingate*) e natação (TN 400). Sete deles realizaram o treino de força juntamente com o treino específico por 12 semanas. Os resultados apontam que o grupo que realizou o treino de força melhorou o teste de 400 m da natação, a potência máxima e a potência média. Os pesquisadores atribuem a melhora do tempo da natação à economia de energia gerada pelo programa do treinamento de força combinado com exercícios educativos da modalidade, não feito pelo grupo controle, que só realizou os treinos específicos.

Baldwin et al.[9] descrevem a importância de exercícios multiarticulares de tronco e membros superiores (Figuras 17 a 21) fazerem parte da rotina de triatletas de longa duração, principalmente para a melhora no desempenho da etapa do nadar. Além do aspecto performático os mesmos autores enfatizam a relevância de exercícios de ativação dos rotadores internos e externos do ombro (Figuras 22 e 23) e de mobilidade escapular (Figura 24) antecedendo a série principal, como fatores para a prevenção de lesões.

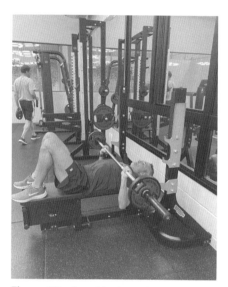 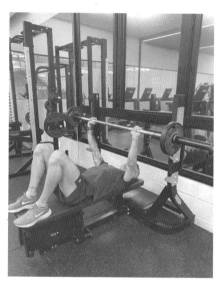

Figura 17   Exercício de supino reto.

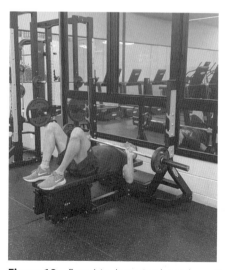 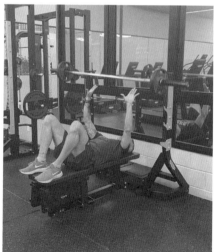

Figura 18   Exercício de supino lançado, variação para potência.

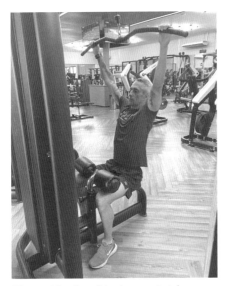
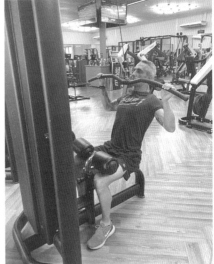

Figura 19 Exercício de puxada à frente.

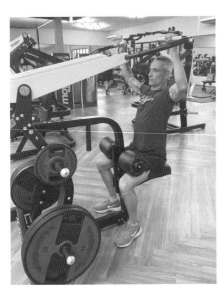
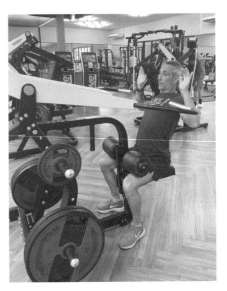

Figura 20 Exercício de puxada, com variação para potência.

Treinamento de força: corrida, natação, ciclismo e triatlo **65**

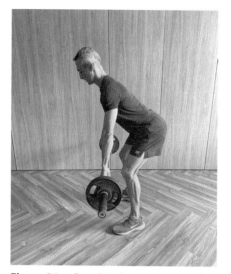
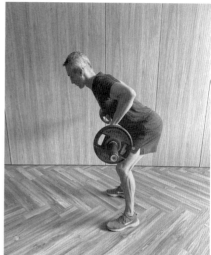

Figura 21 Exercício de remada curvada.

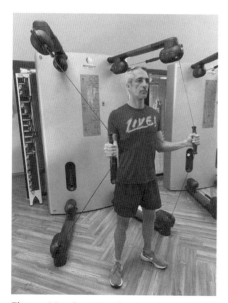
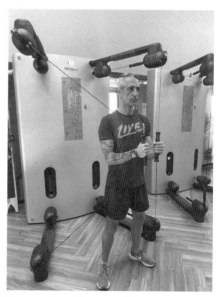

Figura 22 Exercício de ativação dos rotadores internos do ombro na polia.

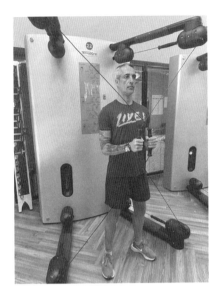 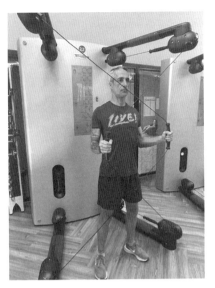

Figura 23 Exercício de ativação dos rotadores externos do ombro na polia.

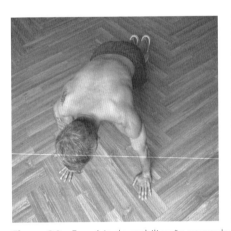 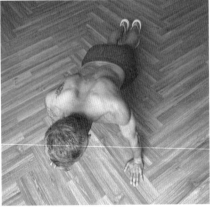

Figura 24 Exercício de mobilização escapular com o peso corporal.

    Arsoniadis et al.[25] em recente pesquisa de revisão, indicam bons resultados do treinamento de força fora da água e do treinamento específico de natação no mesmo dia. Embora relevando o pequeno número de estudos e possíveis limitações impostas por fatores como o nível competitivo de cada atleta, a idade, a técnica da braçada e a especialidade da distância, os autores demonstram que a aplicação do treinamento concorrente, independentemente da ordem – força depois natação ou natação depois força –, durante um período mais longo (6-12 semanas), parece melhorar o desempenho dos nadadores. As evidências indicam que um intervalo de descanso de 15 minutos entre as sessões já pode facilitar os ganhos, e que um longo período de recuperação na mesma sessão (maior que 7 horas) melhora o desempenho de *sprints* (20 m) e a força máxima. Para concluir, os autores destacam que o treinamento de força, seja visando a força máxima ou a força de resistência, e o treinamento de natação para melhorar o potencial aeróbio, não apresentam nenhum efeito de interferência quando aplicados concomitantemente.

O TRIATLO

Apesar de o triatlo ser reconhecido como modalidade única (nadapedalacorre), e não a junção da natação + ciclismo + corrida, pelo fato de o cronômetro não parar desde o momento da largada (no nadar) até a chegada (no correr) e também por ser constituído de 5 "subetapas" – 1: nadar, 2: T1 (primeira transição), 3: pedalar, 4: T2 (segunda transição) e 5: correr –, em relação ao treinamento de força a maioria das vertentes (exercícios, manifestações de força e métodos de treino) citadas para a corrida, o ciclismo e a natação pode ser implantada, desde que respeitada a interconexão das cargas de treinos levando em consideração os treinos específicos de cada modalidade.

Mesmo diversos artigos corroborando que o treinamento de força melhora o rendimento em corridas e ciclismos de resistência,[1,3,4,7,9,13,14,28,29] apenas 54,6% dos triatletas de longa duração (meio *ironman* e *ironman*) utilizam de alguma forma esse recurso em seus ciclos de treinamento, relatando que a falta de tempo e de conhecimento técnico para escolher os exercícios e os métodos é o principal fator para não utilizarem o treinamento de força.[26]

Baldwin et al.[9] destacam que o treinamento de força pode contribuir para triatletas de longa duração em relação à economia de movimento, ao consumo máximo de oxigênio ($VO_{2máx}$), ao limiar de lactato e à prevenção de lesões. Os autores também observam que, devido ao alto volume e às horas de treinos utilizadas pelos triatletas para contemplar as três modalidades (natação, corrida e ciclismo), no treinamento de força devem ser priorizados os exercícios multiarticulares, em especial o agachamento livre, o levantamento terra e suas variações (Figura 25), que, além de serem multiarticulares, exigem que se apoie a barra nas costas (agachamento) ou que ela seja segurada (levantamento terra), trabalhando substancialmente tronco e braços, além dos membros inferiores, uma vez que no triatlo temos uma demanda do corpo todo para o nadapedalacorre.

Destaca-se a importância do trabalho de força para os músculos da panturrilha, porém, além do exercício de flexão plantar com os joelhos estendidos (Figura 14), o triatleta e corredor deve focar principalmente os exercícios de flexão plantar com os joelhos em flexão (Figura 26), a fim de colocar o gastrocnêmio, que é biarticular, em insuficiência ativa e exigir quase exclusivamente o trabalho do sóleo, que é monoarticular. Segundo Hamner et al.[27] o sóleo é o principal músculo dos membros inferiores responsável por empurrar o corpo para a frente durante a fase de apoio final (propulsão) da corrida, e assim tem relação direta com a economia de corrida e com o aumento da velocidade de corrida.[9]

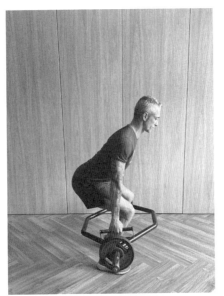 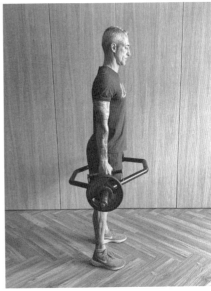

Figura 25 Variação do levantamento terra com barra hexagonal.

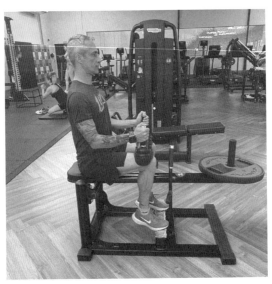

Figura 26 Exercício de panturrilha (sóleo) com joelhos em flexão.

Conforme referido anteriormente neste capítulo, em relação à contribuição dos exercícios de potência para as modalidades de resistência, em especial a corrida, por seu mecanismo excêntrico, tão evidente na primeira fase do apoio (aterrissagem até a fase de resposta à carga), e do efeito de mola na rigidez musculotendínea (*stiffness*), Barrie[28] e Bazyler et al.[29] destacam em revisões recentes a importância do trabalho de potência para os esportes de resistência, mencionando exercícios que enfatizam a cadeia posterior, trabalham o corpo todo e têm grande transferência para os esportes cíclicos de longa duração. Os autores incluem no rol de exercícios de potência o *power clean* e o *hang clean* (Figuras 27 e 28). Baldwin et al.[9] destacam a importância do fato de esses dois exercícios estarem incluídos na periodização do treino de força dos triatletas e os incluem com benefícios para as três subdisciplinas do triatlo (natação, corrida e ciclismo), além de ressaltarem que uma boa qualidade de execução tem ótima

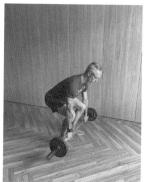
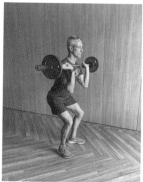
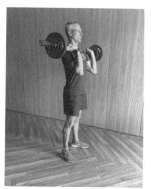

Figura 27 Exercício *power clean*.

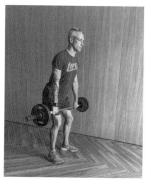
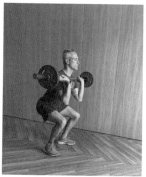
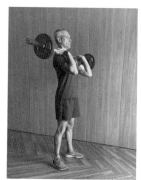

Figura 28 Exercício *hang clean*.

transferência também por enfatizarem o trabalho em cadeia da tripla extensão (tornozelo, joelho e quadril).

Apesar de não haver estudos pontuais sobre a prevenção de lesões em triatletas, para outros esportes as séries de força têm diminuído em torno de 50% as lesões por esforços repetitivos. Laurensem et al.[8] e Loudon[30] indicam que séries de força podem colaborar como mecanismo profilático, reduzindo o risco de lesões em mulheres triatletas. Baldwin et al.[9] apontam que exercícios específicos para segmentos corporais mais acometidos por lesões em triatletas, como joelho, panturrilha, tendão de Aquiles, ombros e parte inferior das costas, devem ser implementados como exercícios complementares ou como pré-ativação/aquecimento antes de uma série de força máxima ou de potência. Os autores indicam especialmente exercícios para fortalecimento e ativação dos abdutores e rotadores externos do quadril (Figuras 29 e 30), *wall slide* (Figura 31), *drops* pélvicos (Figura 32), *step ups* (Figura 33) e *step downs*, entre outros.

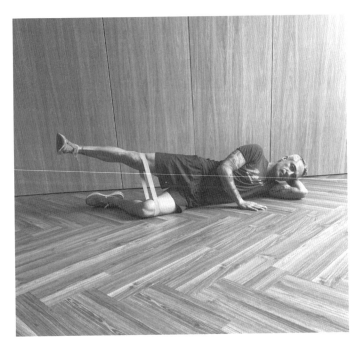

Figura 29 Exercício de ativação dos abdutores do quadril com elástico.

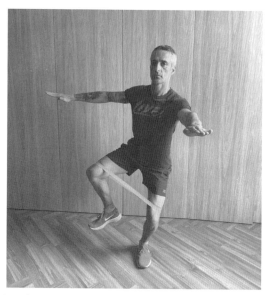

Figura 30 Exercício de ativação dos rotadores externos do quadril com elástico.

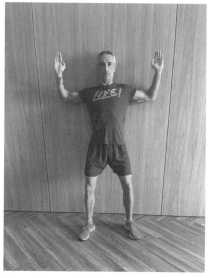
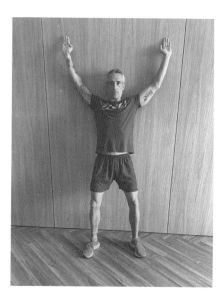

Figura 31 *Wall slide* na parede.

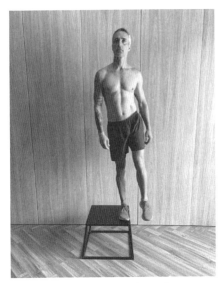
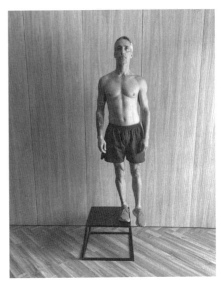

Figura 32 Exercícios de *drop* pélvico com peso corporal.

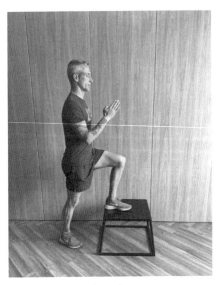
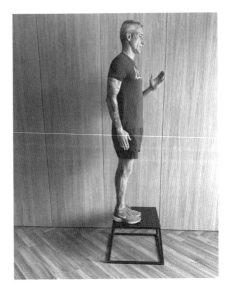

Figura 33 Exercícios de *step up* com peso corporal.

Em relação à carga de trabalho, os exercícios com cargas em torno de 80% de 1 RM são indicados aos triatletas, porém com cargas progressivas e validadas por uma boa execução técnica e intervalos entre 2 e 3 minutos a fim de obter plena recuperação e de evitar a fadiga. Inversamente às cargas, as repetições devem decrescer de forma gradativa e no período específico atingir entre 1 e 6 repetições no momento que a carga chega a 80% de 1 RM, entre as semanas 12 e 24. Nesse sentido, Baldwin et al.[9] destacam que programas de treinamento de força superiores a 24 semanas foram os que tiveram melhores resultados, com frequência de 2 sessões por semana, reduzindo para 1 vez por semana para a manutenção dos níveis de força.

EXERCÍCIOS EM APARELHOS E ISOLADOS

A fim de manter as especificidades inerentes ao corpo como um todo e sua relação com os esportes de resistência, os exercícios com barras e pesos livres, além dos exercícios com o peso corporal, tendem a trazer maior conexão entre a capacidade de força e a evolução do desempenho, principalmente, como já mencionamos, com a melhora da economia de movimento. Isso não significa que precisamos negligenciar os exercícios realizados em aparelhos, sejam eles de exigência multiarticular ou monoarticulares (isolados), por exemplo, *leg press*, agachamento no Smith, agachamento *hack*, cadeira extensora, cadeira flexora, máquina de adução e abdução do quadril e aparelhos de "gastrocnêmio e sóleo" com os joelhos estendidos ou flexionados. Esses exercícios podem ser úteis e importantes em várias nuances do treinamento de força, e cabe ao profissional utilizar seu "estado da arte" para aplicá-los ou encaixá-los no momento adequado sem ferir os princípios do treinamento e atendendo à necessidade de cada indivíduo.

Um dos erros mais comuns em relação ao treinamento de força é utilizá-lo somente fora da temporada,[11] pois nesse caso os ganhos de força e potência conquistados nessa fase da periodização tendem a diminuir, e ao menos um trabalho de manutenção durante a temporada pode minimizar a perda. Nesse sentido, tanto pela economia de tempo, para atletas amadores, por exemplo, como pelo próprio contexto da manutenção das adaptações já conquistadas, esses exercícios podem trazer uma relação custo/benefício interessante.

Outro exemplo da aplicabilidade desses exercícios é sua utilização para a imposição de força local (membros inferiores), sem tanta exigência da musculatura estabilizadora (paravertebrais lombares, p. ex.), no caso de lesão em fase final de tratamento ou mesmo de uma leve contratura, em que não seja necessário retirar o estímulo de força, mas sim minimizar a carga da musculatura secundária. Exemplificando essa hipótese, retiraríamos um agachamento livre com a barra nas costas e incluiríamos *leg press* com apoio de costas. Esse processo deve transcender o modelo hipotético descrito e atender à necessidade de cada caso, de acordo com a *expertise* e experiência de cada profissional.

Uma vertente que ressalta a inclusão dos exercícios isolados em um programa de treinamento e que muito utilizamos, principalmente no contexto do alto rendimento, inclusive nos ciclos olímpicos e paralímpicos em que trabalhamos nestes muitos anos de prática, é sua utilização para a equalização dos desequilíbrios de força muscular. Por meio de testes isocinéticos ou mesmo de maneira mais simples, com testes diretos nos aparelhos, podemos identificar desequilíbrios tanto em relação à musculatura agonista/antagonista quanto entre membros (direito e esquerdo) ou ainda em relação aos tipos de força (pura, resistência ou potência). A partir daí, pela aplicação dos exercícios isolados e unilaterais, equilibra-se essa relação para colher melhor desempenho quando os exercícios de força específicos forem aplicados ou para prevenir lesões por ações mais sinérgicas e equilibradas entre todos os músculos que fazem parte dos padrões de movimentos inerentes à modalidade específica.

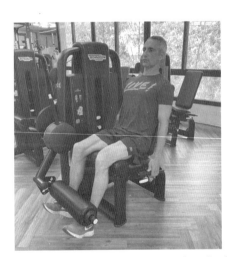 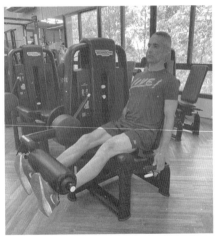

Figura 34 Exercício de extensão de joelho bilateral na cadeira extensora.

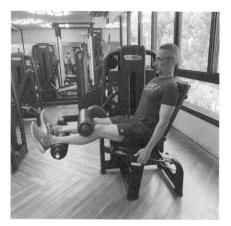 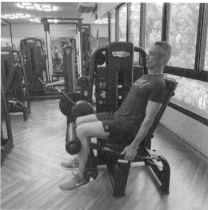

Figura 35 Exercício de flexão de joelho bilateral na cadeira flexora.

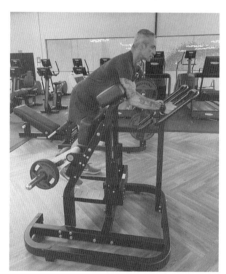 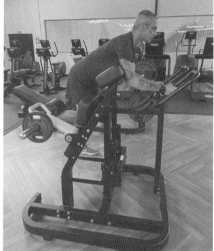

Figura 36 Exercício de flexão de joelho unilateral.

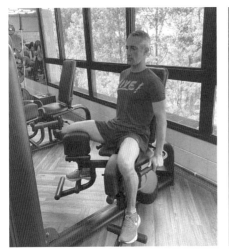 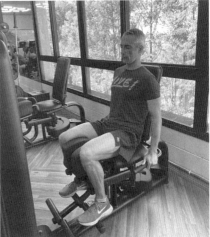

Figura 37 Exercício de adução do quadril na cadeira adutora.

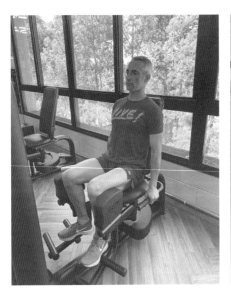 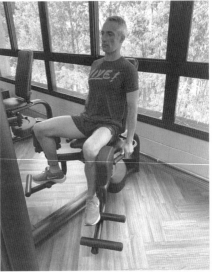

Figura 38 Exercício de abdução de quadril na cadeira abdutora.

A seguir são apresentadas listas de exercícios para os principais grupamentos musculares, com as respectivas ações cinesiológicas e músculos sinergistas ao movimento. Esses exercícios se referem, entre outros, às Figuras 2 a 38, evidenciando sua aplicação prática nas distintas modalidades de acordo com a literatura.

Os exercícios indicados nas Tabelas 1 a 12 encontram-se, em sua grande maioria, nas planilhas de treinamento descritas no próximo capítulo, sobre métodos de treinamento nas modalidades de resistência.

Tabela 1 Exercícios, ações cinesiológicas e músculos sinergistas (músculo alvo: peitoral)

Exercício	Ação cinesiológica	Músculos sinergistas do movimento
Supino reto com barra	Adução horizontal de ombros e extensão de cotovelo	Peitoral maior com ênfase na porção esternocostal, deltoide anterior e tríceps braquial
Supino reto com halteres	Adução horizontal de ombros e extensão de cotovelo	Peitoral maior com ênfase na porção esternocostal, deltoide anterior e tríceps braquial
Supino inclinado com barra	Adução horizontal de ombros e extensão de cotovelo	Peitoral maior com ênfase na porção clavicular, deltoide anterior, medial e tríceps braquial
Supino inclinado com halteres	Adução horizontal de ombros e extensão de cotovelo	Peitoral maior com ênfase na porção clavicular, deltoide anterior, medial e tríceps braquial
Supino máquina	Adução horizontal de ombros e extensão de cotovelo	Peitoral maior com ênfase na porção esternocostal, deltoide anterior e tríceps braquial
Supino declinado	Adução horizontal de ombros e extensão de cotovelo	Peitoral maior com ênfase na porção esternocostal, deltoide anterior e tríceps braquial
Crucifixo inclinado no cross over	Adução horizontal de ombros	Peitoral maior com ênfase na porção clavicular e deltoide anterior e medial
Voador/fly	Adução horizontal de ombros	Peitoral maior com ênfase na porção esternocostal e deltoide anterior e medial
Flexão de braços	Adução horizontal de ombros e extensão de cotovelo	Peitoral maior com ênfase na porção esternocostal, deltoide anterior, medial e tríceps braquial
Crucifixo com halter	Adução horizontal de ombros	Peitoral maior com ênfase na porção esternocostal e deltoide anterior

Tabela 2 Exercícios, ações cinesiológicas e músculos sinergistas (músculo alvo: dorsal)

Exercício	Ação cinesiológica	Músculos sinergistas do movimento
Puxada frontal aberta	Extensão de ombros, depressão das escápulas e flexão de cotovelos	Latíssimo do dorso, trapézio inferior, deltoide posterior, bíceps braquial, braquial e braquiorradial
Puxada frontal fechada	Extensão de ombros, depressão das escápulas e flexão de cotovelos	Latíssimo do dorso, trapézio inferior, deltoide posterior, bíceps braquial, braquial e braquiorradial
Puxada frontal máquina	Adução de ombros, depressão das escápulas e flexão de cotovelos	Latíssimo do dorso, trapézio inferior, deltoide posterior, bíceps braquial, braquial e braquiorradial
Remada baixa fechada	Extensão de ombros, adução das escápulas e flexão de cotovelos	Latíssimo do dorso, trapézio inferior, deltoide posterior, bíceps braquial, braquial e braquiorradial
Remada cavalinho	Extensão de ombros, adução das escápulas e flexão de cotovelos	Latíssimo do dorso, trapézio inferior, deltoide posterior, bíceps braquial, braquial e braquiorradial
Remada unilateral com halter	Extensão de ombros, adução das escápulas e flexão de cotovelos	Latíssimo do dorso, trapézio inferior, deltoide posterior, bíceps braquial, braquial e braquiorradial
Pull down no cabo	Extensão de ombros	Latíssimo do dorso, deltoide posterior, tríceps com ênfase na porção longa
Retração escapular	Abdução horizontal de ombros, adução das escápulas e flexão de cotovelos	Trapézio medial
Remada máquina pronada	Abdução horizontal de ombros, adução das escápulas e flexão de cotovelos	Latíssimo do dorso, trapézio medial, deltoide posterior, bíceps braquial, braquial e braquiorradial
Remada curvada barra	Abdução horizontal de ombros, adução das escápulas e flexão de cotovelos	Latíssimo do dorso, trapézio medial, deltoide posterior, bíceps braquial, braquial e braquiorradial

Tabela 3 — Exercícios, ações cinesiológicas e músculos sinergistas (músculo alvo: deltoide)

Exercício	Ação cinesiológica	Músculos sinergistas do movimento
Desenvolvimento com barra	Abdução de ombros e extensão de cotovelo	Deltoide anterior e medial e tríceps braquial
Desenvolvimento com halteres	Abdução de ombros e extensão de cotovelo	Deltoide anterior e medial e tríceps braquial
Elevação frontal com barra	Flexão de ombros	Deltoide com ênfase na porção anterior e medial
Elevação frontal com halteres	Flexão de ombros	Deltoide com ênfase na porção anterior e medial
Elevação lateral com halteres	Abdução de ombros	Deltoide com ênfase na porção anterior e medial
Elevação lateral na polia	Abdução de ombros	Deltoide com ênfase na porção anterior e medial
Crucifixo inverso com halter	Abdução horizontal de ombros e adução de escápulas	Deltoide com ênfase na porção posterior, trapézio medial
Crucifixo inverso na polia	Abdução horizontal de ombros e adução de escápulas	Deltoide com ênfase na porção posterior, trapézio medial
Crucifixo inverso na máquina/*fly*	Abdução horizontal de ombros e adução de escápulas	Deltoide com ênfase na porção posterior, trapézio medial
Remada alta	Abdução de ombros, rotação lateral de escápulas e flexão de cotovelos	Deltoide anterior e medial, bíceps braquial, braquial e braquiorradial

Tabela 4 — Exercícios, ações cinesiológicas e músculos sinergistas (músculo quadríceps)

Exercício	Ação cinesiológica	Músculos sinergistas do movimento
Agachamento completo com barra	Extensão de quadril, joelhos e tornozelo	Reto femoral, vasto medial, lateral e intermediário, glúteo máximo, isquiotibiais (baixa participação) e tríceps sural
Leg press horizontal	Extensão de quadril, joelhos e tornozelo	Reto femoral, vasto medial, lateral e intermediário, glúteo máximo, isquiotibiais (baixa participação) e tríceps sural
Leg press 45 graus	Extensão de quadril, joelhos e tornozelo	Reto femoral, vasto medial, lateral e intermediário, glúteo máximo, isquiotibiais (baixa participação) e tríceps sural

(continua)

Tabela 4 Exercícios, ações cinesiológicas e músculos sinergistas (músculo quadríceps) *(continuação)*

Exercício	Ação cinesiológica	Músculos sinergistas do movimento
Avanço (passada)	Extensão de quadril, joelhos e tornozelo	Reto femoral, vasto medial, lateral e intermediário, glúteo máximo, isquiotibiais (baixa participação) e tríceps sural
Agachamento búlgaro	Extensão de quadril, joelhos e tornozelo	Reto femoral, vasto medial, lateral e intermediário, glúteo máximo, isquiotibiais (baixa participação) e tríceps sural
Cadeira extensora	Extensão de joelhos	Reto femoral, vasto medial, lateral e intermediário
Flexão nórdica reversa	Extensão de quadril, joelhos e tornozelo	Reto femoral, vasto medial, lateral e intermediário
Agachamento sumô com halter	Extensão de quadril, joelhos e tornozelo	Reto femoral, vasto medial, lateral e intermediário, glúteo máximo, isquiotibiais (baixa participação) e tríceps sural
Agachamento no Smith	Extensão de quadril, joelhos e tornozelo	Reto femoral, vasto medial, lateral e intermediário, glúteo máximo, isquiotibiais (baixa participação) e tríceps sural
Afundo no Smith	Extensão de quadril, joelhos e tornozelo	Reto femoral, vasto medial, lateral e intermediário, glúteo máximo, isquiotibiais (baixa participação) e tríceps sural

Tabela 5 Exercícios, ações cinesiológicas e músculos sinergistas (músculo alvo: isquiotibial)

Exercício	Ação cinesiológica	Músculos sinergistas do movimento
Terra	Extensão de quadril, joelhos e tornozelo	Reto femoral, vasto medial, lateral e intermediário, glúteo máximo, isquiotibiais (baixa participação), tríceps sural e eretores da espinha
Cadeira flexora	Flexão de joelho	Isquiotibiais
Flexão nórdica	Flexão de joelho	Isquiotibiais
Flexão horizontal	Flexão de joelho	Isquiotibiais
Flexora vertical	Flexão de joelho	Isquiotibiais
Stiff	Extensão de quadril	Isquiotibiais e glúteo máximo

(continua)

Treinamento de força: corrida, natação, ciclismo e triatlo **81**

Tabela 5 Exercícios, ações cinesiológicas e músculos sinergistas (músculo alvo: isquiotibial) *(continuação)*

Exercício	Ação cinesiológica	Músculos sinergistas do movimento
Elevação pélvica	Extensão de quadril, joelhos e tornozelo	Reto femoral, vasto medial, lateral e intermediário, glúteo máximo, isquiotibiais e tríceps sural
Stiff unilateral	Extensão de quadril	Isquiotibiais e glúteo máximo
Stiff no banco romano	Extensão de quadril	Isquiotibiais e glúteo máximo
Bom dia (*good morning*)	Extensão de quadril	Isquiotibiais e glúteo máximo

Tabela 6 Exercícios, ações cinesiológicas e músculos sinergistas (músculo alvo: bíceps braquial)

Exercício	Ação cinesiológica	Músculos sinergistas do movimento
Rosca direta com barra	Flexão de cotovelo	Bíceps braquial, braquiorradial e braquial
Rosca direta com halter	Flexão de cotovelo	Bíceps braquial, braquiorradial e braquial
Rosca martelo	Flexão de cotovelo	Bíceps braquial, braquiorradial e braquial
Rosca concentrada	Flexão de cotovelo	Bíceps braquial, braquiorradial e braquial
Rosca barra W	Flexão de cotovelo	Bíceps braquial, braquiorradial e braquial
Rosca *Superman* (polia alta)	Flexão de cotovelo	Bíceps braquial, braquiorradial e braquial
Rosca inversa	Flexão de cotovelo	Bíceps braquial, braquiorradial e braquial
Rosca punho	Flexão de punho	Flexores de punho
Extensão de punho	Extensão de punho	Extensores de punho
Rosca direta no banco inclinado	Flexão de cotovelo	Bíceps braquial, braquiorradial e braquial

Tabela 7 Exercícios, ações cinesiológicas e músculos sinergistas (músculo alvo: tríceps braquial)

Exercício	Ação cinesiológica	Músculos sinergistas do movimento
Supino fechado no Smith	Extensão de cotovelo e flexão de ombro	Tríceps braquial, deltoide anterior e médio e peitoral maior
Supino fechado com barra livre	Extensão de cotovelo e flexão de ombro	Tríceps braquial, deltoide anterior e médio e peitoral maior
Paralela (mergulho)	Extensão de cotovelo e flexão de ombro	Tríceps braquial, deltoide anterior e médio e peitoral maior
Flexão de braços com pegada fechada	Extensão de cotovelo e flexão de ombro	Tríceps braquial, deltoide anterior e médio e peitoral maior
Extensão *pulley* tríceps unilateral	Extensão de cotovelo	Tríceps braquial
Tríceps testa	Extensão de cotovelo	Tríceps braquial
Tríceps francês	Extensão de cotovelo	Tríceps braquial
Desenvolvimento frontal pegada fechada	Extensão de cotovelo e flexão de ombro	Tríceps braquial, deltoide anterior e medial
Extensão *pulley* tríceps corda	Extensão de cotovelo	Tríceps braquial
Tríceps coice	Extensão de cotovelo	Tríceps braquial

Tabela 8 Exercícios, ações cinesiológicas e músculos sinergistas (músculo alvo: glúteo)

Exercício	Ação cinesiológica	Músculos sinergistas do movimento
Elevação pélvica	Extensão de quadril, joelhos e tornozelo	Reto femoral, vasto medial, lateral e intermediário, glúteo máximo, isquiotibiais e tríceps sural
Agachamento búlgaro	Extensão de quadril, joelhos e tornozelo	Reto femoral, vasto medial, lateral e intermediário, glúteo máximo, isquiotibiais (baixa participação) e tríceps sural
Terra	Extensão de quadril, joelhos e tornozelo	Reto femoral, vasto medial, lateral e intermediário, glúteo máximo, isquiotibiais e tríceps sural
Stiff	Extensão de quadril	Isquiotibiais e glúteo máximo
Stiff unilateral	Extensão de quadril	Isquiotibiais e glúteo máximo
Cadeira abdutora	Extensão de quadril	Glúteo máximo, médio e mínimo

(continua)

Treinamento de força: corrida, natação, ciclismo e triatlo **83**

Tabela 8 Exercícios, ações cinesiológicas e músculos sinergistas (músculo alvo: glúteo)
(continuação)

Exercício	Ação cinesiológica	Músculos sinergistas do movimento
Abdução de quadril na polia	Extensão de quadril	Glúteo máximo, médio e mínimo
Extensão de quadril na polia	Extensão de quadril	Glúteo máximo e isquiotibiais
Levantamento terra sumô	Extensão de quadril, joelhos e tornozelo	Reto femoral, vasto medial, lateral e intermediário, glúteo máximo, isquiotibiais e tríceps sural
Levantamento terra romeno	Extensão de quadril, joelhos e tornozelo	Reto femoral, vasto medial, lateral e intermediário, glúteo máximo, isquiotibiais e tríceps sural

Tabela 9 Exercícios, ações cinesiológicas e músculos sinergistas (músculo alvo: tibial anterior e tríceps sural)

Exercício	Ação cinesiológica	Músculos sinergistas do movimento
Tibial anterior no elástico	Flexão de tornozelo	Tibial anterior
Tibial anterior com caneleira	Flexão de tornozelo	Tibial anterior
Tibial anterior na polia	Flexão de tornozelo	Tibial anterior
Panturrilha livre no *step*	Extensão de tornozelo	Gastrocnêmio medial, lateral e sóleo
Panturrilha máquina	Extensão de tornozelo	Gastrocnêmio medial, lateral e sóleo
Panturrilha Smith	Extensão de tornozelo	Gastrocnêmio medial, lateral e sóleo
Panturrilha sentado	Extensão de tornozelo	Sóleo em maior ativação, Gastrocnêmio medial e lateral
Panturrilha *leg press* 45 graus	Extensão de tornozelo	Gastrocnêmio medial, lateral e sóleo
Panturrilha *step* unilateral	Extensão de tornozelo	Gastrocnêmio medial, lateral e sóleo

Tabela 10 Exercícios, ações cinesiológicas e músculos sinergistas (músculo alvo: abdutores e adutores)

Exercício	Ação cinesiológica	Músculos sinergistas do movimento
Cadeira abdutora	Abdução de quadril	Glúteo máximo, médio e mínimo
Abdução na polia	Abdução de quadril	Glúteo máximo, médio e mínimo
Abdução com caneleira	Abdução de quadril	Glúteo máximo, médio e mínimo
Abdução com peso corporal	Abdução de quadril	Glúteo máximo, médio e mínimo
Cadeira adutora	Adução de quadril	Adutor longo, curto e magno, pectíneo e grácil
Adução na polia	Adução de quadril	Adutor longo, curto e magno, pectíneo e grácil
Adução com elástico	Adução de quadril	Adutor longo, curto e magno, pectíneo e grácil
Adução com peso corporal	Adução de quadril	Adutor longo, curto e magno, pectíneo e grácil
Cadeira abdutora 45 graus	Abdução de quadril	Glúteo máximo, médio e mínimo
Agachamento livre total	Extensão de quadril, joelhos e tornozelo	Reto femoral, vasto medial, lateral e intermediário, glúteo máximo, isquiotibiais (baixa participação) e tríceps sural

Tabela 11 Exercícios, ações cinesiológicas e músculos sinergistas (músculo alvo: abdome)

Exercício	Ação cinesiológica	Músculos sinergistas do movimento
Abdominal reto	Flexão de tronco	Reto do abdome, oblíquos
Abdominal canivete	Flexão de tronco	Reto do abdome, oblíquos
Abdominal oblíquo	Rotação de tronco	Oblíquos
Abdominal infra suspenso	Flexão de tronco e quadril	Reto do abdome, oblíquos e reto femoral
Abdominal canivete unilateral	Flexão de tronco	Reto do abdome, oblíquos
Abdominal remador	Flexão de tronco e quadril	Reto do abdome, oblíquos e reto femoral
Abdominal vela	Flexão de tronco e quadril	Reto do abdome, oblíquos e reto femoral

(continua)

Tabela 11 Exercícios, ações cinesiológicas e músculos sinergistas (músculo alvo: abdome) *(continuação)*

Exercício	Ação cinesiológica	Músculos sinergistas do movimento
Abdominal prancha isométrica	Exercício isométrico	Reto do abdome, oblíquos
Abdominal *bike*	Flexão de tronco e quadril	Reto do abdome, oblíquos e reto femoral
Abdominal máquina	Flexão de tronco	Reto do abdome, oblíquos

Tabela 12 Exercícios, ações cinesiológicas e músculos sinergistas (músculo alvo: paravertebral)

Exercício	Ação cinesiológica	Músculos sinergistas do movimento
Back extension	Extensão de tronco	Paravertebrais
Prancha isométrica	Extensão de tronco	Paravertebrais
Lombar no solo	Extensão de tronco	Paravertebrais
Lombar *Superman*	Extensão do tronco e quadril	Paravertebrais, isquiotibiais e glúteo máximo
Prancha lateral	Exercício isométrico	Oblíquos
Elevação de quadril isométrico	Extensão de quadril, joelhos e tornozelo	Reto femoral, vasto medial, lateral e intermediário, glúteo máximo, isquiotibiais e tríceps sural
Stiff	Extensão de quadril	Isquiotibiais e glúteo máximo (ação isométrica de paravertebrais)
Elevação de quadril no *step*	Extensão de quadril, joelhos e tornozelo	Reto femoral, vasto medial, lateral e intermediário, glúteo máximo, isquiotibiais e tríceps sural
Lombar no solo isométrico	Extensão de tronco	Paravertebrais
Lombar *Superman* isométrico	Extensão do tronco e quadril	Paravertebrais, isquiotibiais e glúteo máximo

REFERÊNCIAS

1. Hoff J, Gran A, Helgerud J. Maximal strength training improves aerobic endurance performance. Scand J Med Sci Sports. 2002;12(5):288-95.
2. Vikmoen O, Rønnestad BR, Ellefsen S, Raastad T. Heavy strength training improves running and cycling performance following prolonged submaximal work in well-trained female athletes. Physiol Rep. 2017;5(5):e13149.

3. Berryman N, Mujika I, Arvisais D, Roubeix M, Binet C, Bosquet L. Strength training for middle- and long-distance performance: a meta-analysis. Int J Sports Physiol Perform. 2018;13(3):398.
4. Beattie K, Carson BP, Lyons M, Rossiter A, Kenny IC. The effect of strength training on performance indicators in distance runners. J Strength Cond Res. 2017;31(1):9-23.
5. Filho et al., 2015.
6. Beattie K, Kenny IC, Lyons M, Carson BP. The effect of strength training on performance in endurance athletes. Sports Med. 2014;44(6):845-65.
7. Paavolainen L, Häkkinen K, Hämäläinen I, Nummela A, Rusko H. Explosive-strength training improves 5-km running time by improving running economy and muscle power. J Appl Physiol. 1999;86(5):1527-33.
8. Laursen JB, Bertelsen DM, Andersen LB. The effectiveness of exercise interventions to prevent sports injuries: a systematic review and meta-analysis of randomised controlled trials. Br J Sports Med. 2014;48(11):871-7.
9. Baldwin K, Badenhorst CE, Cripps AJ, Landers GJ, Merrells R, Bulsara M, et al. Strength training for long-distance triathletes: theory to practice. Strength Cond J. 2022;44(Issue 1):1-14.
10. Nugent FJ, Flanagan EP, Darragh I, Daly L, Warrington GD. The effects of high-repetition strength training on performance in competitive endurance athletes. J Strength Cond Res. 2022.
11. Dallam GM. Treinamento de força para triatletas. In: Simão R. Guia completo de triatlo. São Paulo: Phorte; 2017. p.61-80.
12. Kulmala et al. 2018.
13. Rønnestad BR, Mujika I. Optimizing strength training for running and cycling endurance performance: a review. Scand J Med Sci Sports. 2014;24(4):603-12.
14. Rønnestad BR, Hansen EA, Raastad T. In-season strength maintenance training increases well--trained cyclists' performance. Eur J Appl Physiol. 2010;110(6):1269-82.
15. Aagaard P, Andersen JL, Bennekou M, Larsson B, Olesen JL, Crameri R, et al. Effects of resistance training on endurance capacity and muscle fiber composition in young top-level cyclists. Scand J Med Sci. 2011;21:298-307.
16. Vikmoen O, Ellefsen S, Trøen Ø, Hollan I, Hanestadhaugen M, Raastad T, et al. Strength training improves cycling performance, fractional utilization of VO2max and cycling economy in female cyclists. Scand J Med Sci Sports. 2016;26(4):384-96.
17. Bastiaans JJ, van Diemen AB, Veneberg T, Jeukendrup AE. The effects of replacing a portion of endurance training by explosive strength training on performance in trained cyclists. Eur J Appl Physiol. 2001;86(1):79-84.
18. Yamamoto LM, Klau JF, Casa DJ, Kraemer WJ, Armstrong LE, Maresh CM. The effects of resistance training on road cycling performance among highly trained cyclists: a systematic review. J Strength Cond Res. 2010;24(2):560-6.
19. West DJ, Owen NJ, Cunningham DJ, Cook CJ, Kilduff LP. Strength and power predictors of swimming starts in international sprint swimmers. J Strength Cond Res. 2011;25(4):950-5.
20. Morouço PG, Marinho DA, Amaro N, Pérez-Turpin J. Effects of dry-land strength training on swimming performance: a brief review. J Hum Sport Exerc. 2012;7(2):553-9.
21. Baldassarre R, Bonifazi M, Zamparo P, Piacentini MF. Characteristics and challenges of open--water swimming performance: a review. Int J Sports Physiol Perform. 2017;12(10):1275-84.
22. Pink M, Perry J, Browne A, Scovazzo ML, Kerrigan J. The normal shoulder during freestyle Swimming: an electromyographic and cinematographic analysis of twelve muscles. Am J Sports Med. 1991;19(6):569-76.
23. Amaro NM, Morouço PG, Marques MC, Batalha N, Neiva H, Marinho DA. A systematic review on dry-land strength and conditioning training on swimming performance. Sci Sports. 2018.

24. Silveira RP, de Souza Castro FA, Figueiredo P, Vilas-Boas JP, Zamparo P. The effects of leg kick on swimming speed and arm-stroke efficiency in the front crawl. Int J Sports Physiol Perform. 2017;12(6):728-35.
25. Arsoniadis G, Botonis P, Bogdanis GC, Terzis G, Toubekis A. Acute and Long-term effects of concurrent resistance and swimming training on swimming performance. Sports (Basel). 2022;10(3):29.
26. Luckin KM, Badenhorst CE, Cripps AJ, Landers GJ, Merrells RJ, Bulsara MK, et al. Strength training in long-distance triathletes: barriers and characteristics. J Strength Cond Res. 2021;35(2):495-502.
27. Hamner SR, Seth A, Delp SL. Muscle contributions to propulsion and support during running. J Biomech. 2010;43(14):2709-16.
28. Barrie B. Concurrent resistance training enhances performance in competitive distance runners: a review and programming implementation. Strength Cond J. 2020;42(1):97-106.
29. Bazyler CD, Abbott HA, Bellon CR, Taber CB, Stone MH. Strength training for endurance athletes. Strength Cond J. 2015;37(Issue 2):1-12.
30. Loudon JK. The master female triathlete. Phys Ther Sport. 2016;22:123-8.

5

Métodos de treinamento de força

Neste capítulo são apresentadas planilhas para as distintas manifestações de força que podem ser utilizadas durante a periodização do treinamento das modalidades de resistência. Deve ficar claro que não existe o "melhor método", mas sim formas diferentes de manipulação das cargas de treinamento e das manifestações da força.

METODOLOGIAS DE TREINAMENTO PARA RESISTÊNCIA DE FORÇA

Protocolo 1

Montagem do programa: alternado por segmentos

Método: seriado

Rotina: *whole body*

Frequência semanal: 2 a 3 no período preparatório; e 1 vez por semana durante período competitivo

Exercícios	Ordem de execução	Volume	Intensidade	Pausa	Velocidade de execução	Amplitude de movimento
Hack 45 graus	1º	3 × 10-12	Submáxima	60" (séries) e 120" (exercícios)	Lenta	Total
Supino reto	2º	3 × 10-12	Submáxima	60" (séries) e 120" (exercícios)	Lenta	Total
Crunch	3º	3 × 10-12	Submáxima	60" (séries) e 120" (exercícios)	Lenta	Total
Mesa flexora	4º	3 × 10-12	Submáxima	60" (séries) e 120" (exercícios)	Lenta	Total
Remada sentada	5º	3 × 10-12	Submáxima	60" (séries) e 120" (exercícios)	Lenta	Total

(continua)

Protocolo 1 *(continuação)*

Exercícios	Ordem de execução	Volume	Intensidade	Pausa	Velocidade de execução	Amplitude de movimento
Extensão de coluna	6º	3 × 10-12	Submáxima	60" (séries) e 120" (exercícios)	Lenta	Total
Panturrilha no *leg press*	7º	3 × 10-12	Submáxima	60" (séries) e 120" (exercícios)	Lenta	Total
Tríceps na polia	8º	3 × 10-12	Submáxima	60" (séries) e 120" (exercícios)	Lenta	Total
Elevação lateral	9º	3 × 10-12	Submáxima	60" (séries) e 120" (exercícios)	Lenta	Total

Protocolo 2

Montagem do programa: alternado por segmentos

Método: seriado

Rotina: *whole body*

Frequência semanal: 2 a 3 no período preparatório; e 1 vez por semana durante período competitivo

Exercícios	Ordem de execução	Volume	Intensidade	Pausa	Velocidade de execução	Amplitude de movimento
Agachamento livre	1º	3 × 12-15	Submáxima ou zona de RM	45-60" (séries) e 120" (exercícios)	Lenta/ moderada	Total ou parcial
Supino reto	2º	3 × 12-15	Submáxima ou zona de RM	45-60" (séries) e 120" (exercícios)	Lenta/ moderada	Total
Leg unilateral	3º	3 × 12-15	Submáxima ou zona de RM	45-60" (séries) e 120" (exercícios)	Lenta/ moderada	Total
Remada sentada	4º	3 × 12-15	Submáxima ou zona de RM	30" (séries) e 120" (exercícios)	Lenta/ moderada	Total
Mesa flexora	5º	3 × 12-15	Submáxima ou zona de RM	45-60" (séries) e 120" (exercícios)	Lenta/ moderada	Total
Desenvolvimento com halter	6º	3 × 12-15	Submáxima ou zona de RM	45-60" (séries) e 120" (exercícios)	Lenta/ moderada	Total

(continua)

Protocolo 2 (continuação)

Exercícios	Ordem de execução	Volume	Intensidade	Pausa	Velocidade de execução	Amplitude de movimento
Abdominal supra	7º	3 × 12-15	Submáxima ou zona de RM	45-60″ (séries) e 120″ (exercícios)	Lenta/ moderada	Total
Prancha	8º	3 × 30″	Submáxima ou zona de RM	45-60″ (séries) e 120″ (exercícios)	Lenta/ moderada	Total
Panturrilha em pé no hack	9º	3 × 10-12	Submáxima ou zona de RM	45-60″ (séries) e 120″ (exercícios)	Lenta/ moderada	Total

RM: repetição máxima.

Protocolo 3

Montagem do programa: alternado por segmentos

Método: pré-exaustão

Rotina: split (A)

Frequência semanal por grupamento muscular: 2 a 3 no período preparatório; e 1 vez por semana durante período competitivo

Exercícios	Ordem de execução	Volume	Intensidade	Pausa	Velocidade de execução	Amplitude de movimento
Flexora + deadlift	1º e 2º	3 × 8-10	Submáxima ou zona de RM	90″ (séries) e 120″ (exercícios)	Lenta/ moderada	Total ou parcial
Pec deck + supino	3º e 4º	3 × 8-10	Submáxima ou zona de RM	90″ (séries) e 120″ (exercícios)	Lenta/ moderada	Total ou parcial
Mesa extensora + agachamento livre	5º e 6º	3 × 8-10	Submáxima ou zona de RM	90″ (séries) e 120″ (exercícios)	Lenta/ moderada	Total ou parcial
Rosca simultânea + remada curvada	7º e 8º	3 × 8-10	Submáxima ou zona de RM	90″ (séries) e 120″ (exercícios)	Lenta/ moderada	Total ou parcial

RM: repetição máxima.

Protocolo 4

Montagem do programa: alternado por segmentos

Método: seriado

Rotina: *whole body*

Frequência semanal: 2 a 3 no período preparatório; e 1 vez por semana durante período competitivo

Exercícios	Ordem de execução	Volume	Intensidade	Pausa	Velocidade de execução	Amplitude de movimento
Tríceps testa	1º	3 × 20	Submáxima e (ou) zona de RM	45-60" (séries) e 120" (exercícios)	Lenta/ moderada	Total ou parcial
Afundo	2º	3 × 20	Submáxima e (ou) zona de RM	45-60" (séries) e 120" (exercícios)	Lenta/ moderada	Total
Remada sentado aberta	3º	3 × 20	Submáxima e (ou) zona de RM	45-60" (séries) e 120" (exercícios)	Lenta/ moderada	Total
Abdominal infra	4º	3 × 20	Submáxima	30" (séries) e 120" (exercícios)	Lenta/ moderada	Total
Agachamento livre	5º	3 × 20	Submáxima e (ou) zona de RM	45-60" (séries) e 120" (exercícios)	Lenta/ moderada	Total
Supino com halter	6º	3 × 20	Submáxima e (ou) zona de RM	45-60" (séries) e 120" (exercícios)	Lenta/ moderada	Total
Panturrilha no *leg press*	7º	3 × 20	Submáxima e (ou) submáxima	45-60" (séries) e 120" (exercícios)	Lenta/ moderada	Total
Elevação lateral	8º	3 × 20	Submáxima e (ou) submáxima	45-60" (séries) e 120" (exercícios)	Lenta/ moderada	Total
Mesa flexora em pé	9º	3 × 20	Submáxima e (ou) zona de RM	45-60" (séries) e 120" (exercícios)	Lenta/ moderada	Total
Rosca concentrada	10º	3 × 20	Submáxima e (ou) zona de RM	45-60" (séries) e 120" (exercícios)	Lenta/ moderada	Total
Mesa abdutora	11º	3 × 20	Submáxima e (ou) zona de RM	45-60" (séries) e 120" (exercícios)	Lenta/ moderada	Total

RM: repetição máxima.

Protocolo 5

Montagem do programa: alternado por segmentos
Método: seriado
Rotina: *whole body*
Frequência semanal: 2 a 3 no período preparatório; e 1 vez por semana durante período competitivo

Exercícios	Ordem de execução	Volume	Intensidade	Pausa	Velocidade de execução	Amplitude de movimento
Terra	1º	3 × 12-15	Autosseleção	45-60" (séries) e 120" (exercícios)	Lenta/ moderada	Total ou parcial
Supino reto	2º	3 × 12-15	Autosseleção	45-60" (séries) e 120" (exercícios)	Lenta/ moderada	Total
Elevação pélvica	3º	3 × 12-15	Autosseleção	45-60" (séries) e 120" (exercícios)	Lenta/ moderada	Total
Remada aberta	4º	3 × 12-15	Autosseleção	30" (séries) e 120" (exercícios)	Lenta/ moderada	Total
Desenvolvi-mento militar	5º	3 × 12-15	Autosseleção	45-60" (séries) e 120" (exercícios)	Lenta/ moderada	Total
Stiff	6º	3 × 12-15	Autosseleção	45-60" (séries) e 120" (exercícios)	Lenta/ moderada	Total
Agachamento livre	7º	3 × 12-15	Autosseleção	45-60" (séries) e 120" (exercícios)	Lenta/ moderada	Total
Prancha	8º	3 × 30"	Autosseleção	45-60" (séries) e 120" (exercícios)	Lenta/ moderada	Total
Panturrilha em pé no *hack*	9º	3 × 10-12	Autosseleção	45-60" (séries) e 120" (exercícios)	Lenta/ moderada	Total

Métodos de treinamento de força **93**

Protocolo 6

Montagem do programa: alternado por segmentos (pirâmide crescente)

Método: seriado

Rotina: *whole body*

Frequência semanal: 2 a 3 no período preparatório; e 1 vez por semana durante período competitivo

Exercícios	Ordem de execução	Volume	Intensidade	Pausa	Velocidade de execução	Amplitude de movimento
Tríceps paralelo	1º	3 × 15,12,10	Submáxima e (ou) zona de RM	45-60″ (séries) e 120″ (exercícios)	Lenta/moderada	Total ou parcial
Avanço com halter	2º	3 × 15,12,10	Submáxima e (ou) zona de RM	45-60″ (séries) e 120″ (exercícios)	Lenta/moderada	Total
Remada sentado fechado	3º	3 × 15,12,10	Submáxima e (ou) zona de RM	45-60″ (séries) e 120″ (exercícios)	Lenta/moderada	Total
Abdominal oblíquo	4º	3 × 15,12,10	Submáxima	30″ (séries) e 120″ (exercícios)	Lenta/moderada	Total
Agachamento livre	5º	3 × 15,12,10	Submáxima e (ou) zona de RM	45-60″ (séries) e 120″ (exercícios)	Lenta/moderada	Total
Supino inclinado	6º	3 × 15,12,10	Submáxima e (ou) zona de RM	45-60″ (séries) e 120″ (exercícios)	Lenta/moderada	Total
Panturrilha sentado	7º	3 × 15,12,10	Submáxima ou zona de RM	45-60″ (séries) e 120″ (exercícios)	Lenta/moderada	Total
Desenvolvimento com halter	8º	3 × 15,12,10	Submáxima ou zona de RM	45-60″ (séries) e 120″ (exercícios)	Lenta/moderada	Total
Mesa flexora sentado	9º	3 × 15,12,10	Submáxima e (ou) zona de RM	45-60″ (séries) e 120″ (exercícios)	Lenta/moderada	Total

RM: repetição máxima.

Protocolo 7

Montagem do programa: alternado por segmentos (pirâmide decrescente)

Método: seriado

Rotina: *whole body*

Frequência semanal: 2 a 3 no período preparatório; e 1 vezes por semana durante período competitivo

Exercícios	Ordem de execução	Volume	Intensidade	Pausa	Velocidade de execução	Amplitude de movimento
Tríceps unilateral na polia alta	1º	3 × 8,15,20	Submáxima e (ou) zona de RM	45-60" (séries) e 120" (exercícios)	Lenta/ moderada	Total ou parcial
Flexão nórdica reversa	2º	3 × 8,15,20	Submáxima	45-60" (séries) e 120" (exercícios)	Lenta/ moderada	Total
Remada unilateral	3º	3 × 8,15,20	Submáxima e (ou) zona de RM	45-60" (séries) e 120" (exercícios)	Lenta/ moderada	Total
Ponte	4º	3 × 8,15,20	Submáxima	30" (séries) e 120" (exercícios)	Lenta/ moderada	Total
Agachamento completo pegada frente	5º	3 × 8,15,20	Submáxima e (ou) zona de RM	45-60" (séries) e 120" (exercícios)	Lenta/ moderada	Total
Supino declinado	6º	3 × 8,15,20	Submáxima e (ou) zona de RM	45-60" (séries) e 120" (exercícios)	Lenta/ moderada	Total
Panturrilha sentado	7º	3 × 8,15,20	Submáxima ou zona de RM	45-60" (séries) e 120" (exercícios)	Lenta/ moderada	Total
Desenvolvimento militar	8º	3 × 8,15,20	Submáxima ou zona de RM	45-60" (séries) e 120" (exercícios)	Lenta/ moderada	Total
Flexão nórdica	9º	3 × 8,15,20	Submáxima	45-60" (séries) e 120" (exercícios)	Lenta/ moderada	Total

Métodos de treinamento de força **95**

Protocolo 8

| Montagem do programa: circuito (série por tempo) |
| Método: seriado |
| Rotina: *whole body* |
| Frequência semanal: 2 a 3 no período preparatório; e 1 vez por semana durante período competitivo |

Exercícios	Ordem de execução	Volume	Intensidade	Pausa	Velocidade de execução	Amplitude de movimento
Mesa flexora + Remada unilateral + Subida no banco com halter + Elevação lateral + Mesa flexora em pé + Supino reto	1º, 2º, 3º, 4º, 5º, 6º	3-5 passagens, 40" de execução cada exercício	Submáxima	120-180" entre cada passagem no circuito	Lenta/ moderada	Total ou parcial

Protocolo 9

| Montagem do programa: alternado por segmentos |
| Método: seriado |
| Rotina: *whole body* |
| Frequência semanal: 2 a 3 no período preparatório; e 1 vez por semana durante período competitivo |

Exercícios	Ordem de execução	Volume	Intensidade	Pausa	Velocidade de execução	Amplitude de movimento
Corda naval	1º	4 × 30"	Submáxima	45-60" (séries) e 120" (exercícios)	Rápida	Total
Tiro com trenó	2º	4 × 30"	10-20% da massa corporal	45-60" (séries) e 120" (exercícios)	Rápida	Total
Agachamento *overhead*	3º	4 × 30"	Submáxima	45-60" (séries) e 120" (exercícios)	Rápida	Total
Avanço	4º	3 × 15-20	Submáxima	30" (séries) e 120" (exercícios)	Rápida	Total

Protocolo 10

Montagem do programa: alternado por segmentos (indicado para corredores e triatletas)

Método: seriado

Rotina: *whole body*

Frequência semanal: 2 a 3 no período preparatório; e 1 vez por semana durante período competitivo

Exercícios	Ordem de execução	Volume	Intensidade	Pausa	Velocidade de execução	Amplitude de movimento
Corrida tracionada com elástico	1º	3-4 tiros de 30″	Máxima	45-60″ (séries) e 120″ (exercícios)	Rápida	Total
Tiros em subida	2º	3-4 tiros de 30″	Máxima	45-60″ (séries) e 120″ (exercícios)	Rápida	Total

Protocolo 11

Montagem do programa: alternado por segmentos (indicado para corredores e triatletas)

Método: seriado

Rotina: *whole body*

Frequência semanal: 2 a 3 no período preparatório; e 1 vez por semana durante período competitivo

Exercícios	Ordem de execução	Volume	Intensidade	Pausa	Velocidade de execução	Amplitude de movimento
Corrida com trenó	1º	1-3 tiros de 75 m	10% do peso corporal	45-60″ (séries) e 120″ (exercícios)	Rápida	Total
Corrida com trenó	2º	1-3 tiros de 50 m	15% do peso corporal	45-60″ (séries) e 120″ (exercícios)	Rápida	Total
Corrida com trenó	3º	1-3 tiros de 25 m	20% do peso corporal	45-60″ (séries) e 120″ (exercícios)	Rápida	Total

Protocolo 12

Montagem do programa: alternado por segmentos (indicado para corredores e triatletas)

Método: seriado

Rotina: *whole body*

Frequência semanal: 2 a 3 no período preparatório; e 1 vez por semana durante período competitivo

Exercícios	Ordem de execução	Volume	Intensidade	Pausa	Velocidade de execução	Amplitude de movimento
Tiros de subida (aclive)	1º	2-4 tiros de 30″	Máxima	45-60″ (séries) e 4-8′ (exercícios)	Rápida	Total
Corrida tracionada com elástico	2º	2-4 tiros de 30″	Máxima	45-60″ (séries) e 4-8′ (exercícios)	Rápida	Total

Métodos de treinamento de força **97**

Protocolo 13

Montagem do programa: alternado por segmentos (indicado para ciclistas e triatletas)						
Método: seriado						
Rotina: *whole body*						
Frequência semanal: 2 a 3 no período preparatório; e 1 vez por semana durante período competitivo						
Exercícios	Ordem de execução	Volume	Intensidade	Pausa	Velocidade de execução	Amplitude de movimento
Tiros de subida (aclive)	1º	2-4 tiros de 200 m	Máxima (utilizar a relação de marcha de maior grau de dificuldade)	120" (tiros) e 4-8' (exercícios)	Rápida	Total
Tiros de subida (aclive)	2º	2-4 tiros de 400 m	Máxima (utilizar a relação de marcha de maior grau de dificuldade)	120" entre (tiros) e 4-8' (exercícios)	Rápida	Total

METODOLOGIAS DE TREINAMENTO PARA FORÇA MÁXIMA

Protocolo 1

Montagem do programa: alternado por segmentos						
Método: seriado						
Rotina: *whole body*						
Frequência semanal: 2 a 3 no período preparatório; e 1 vez por semana durante período competitivo						
Exercícios	Ordem de execução	Volume	Intensidade	Pausa	Velocidade de execução	Amplitude de movimento
Barra fixa	1º	3 × 2-4	Zonas de RM	2-5' entre séries e exercícios	Lenta	Total
Agachamento livre	2º	3 × 2-4	Zonas de RM	2-5' entre séries e exercícios	Lenta	Total ou parcial
Clean e *jerk*	3º	3 × 2-4	Zonas de RM	2-5' entre séries e exercícios	Rápida	Total
Stiff	4º	3 × 2-4	Zonas de RM	2-5' entre séries e exercícios	Lenta	Total

RM: repetição máxima.

Protocolo 2

Montagem do programa: alternado por segmentos

Método: seriado

Rotina: *whole body*

Frequência semanal: 2 a 3 no período preparatório; e 1 vez por semana durante período competitivo

Exercícios	Ordem de execução	Volume	Intensidade	Pausa	Velocidade de execução	Amplitude de movimento
Leg press	1º	3 × 2	Zonas de RM	2-5' entre séries e exercícios	Lenta	Total
Stiff	2º	3 × 2	Zonas de RM	2-5' entre séries e exercícios	Lenta	Total
Desenvolvimento com halter	3º	3 × 2	Zonas de RM	2-5' entre séries e exercícios	Rápida	Total
Agachamento livre	4º	3 × 2	Zonas de RM	2-5' entre séries e exercícios	Lenta	Total ou parcial

RM: repetição máxima.

Protocolo 3

Montagem do programa: alternado por segmentos

Método: seriado

Rotina: *whole body*

Frequência semanal: 2 a 3 no período preparatório; e 1 vez por semana durante período competitivo

Exercícios	Ordem de execução	Volume	Intensidade	Pausa	Velocidade de execução	Amplitude de movimento
Agachamento *overhead*	1º	4 × 2-4	Zonas de RM	2-5' entre séries e exercícios	Lenta	Total
Supino reto	2º	4 × 2-4	Zonas de RM	2-5' entre séries e exercícios	Lenta	Total
Hip thrust (elevação pélvica)	3º	3 × 2-4	Zonas de RM	2-5' entre séries e exercícios	Lenta	Total ou parcial

RM: repetição máxima.

Protocolo 4

Montagem do programa: alternado por segmentos

Método: seriado

Rotina: *whole body*

Frequência semanal: 2 a 3 no período preparatório; e 1 vez por semana durante período competitivo

Exercícios	Ordem de execução	Volume	Intensidade	Pausa	Velocidade de execução	Amplitude de movimento
Agachamento livre	1º	3 × 2-4	Zonas de RM	2-5' entre séries e exercícios	Lenta	Total
Supino reto	2º	3 × 2-4	Zonas de RM	2-5' entre séries e exercícios	Lenta	Total
Afundo	3º	3 × 2-4	Zonas de RM	2-5' entre séries e exercícios	Rápida	Total
Remada aberta sentado	4º	3 × 2-4	Zonas de RM	2-5' entre séries e exercícios	Lenta	Total ou parcial
Hip thrust (elevação pélvica)	5º	3 × 2-4	Zonas de RM	2-5' entre séries e exercícios	Lenta	Total ou parcial

RM: repetição máxima.

Protocolo 5

Montagem do programa: alternado por segmentos

Método: seriado

Rotina: *whole body*

Frequência semanal: 2 a 3 no período preparatório; e 1 vez por semana durante período competitivo

Exercícios	Ordem de execução	Volume	Intensidade	Pausa	Velocidade de execução	Amplitude de movimento
Agachamento livre	1º	3 × 3-5	85-90% de 1 RM	2-5' entre séries e exercícios	Rápida na concêntrica	Total
Supino reto	2º	3 × 3-5	85-90% de 1 RM	2-5' entre séries e exercícios	Rápida na concêntrica	Total
Terra	3º	3 × 3-5	85-90% de 1 RM	2-5' entre séries e exercícios	Rápida na concêntrica	Total
Remada aberta	4º	3 × 3-5	85-90% de 1 RM	2-5' entre séries e exercícios	Rápida na concêntrica	Total
Hip thrust (elevação pélvica)	5º	3 × 3-5	85-90% de 1 RM	2-5' entre séries e exercícios	Rápida na concêntrica	Total

1 RM: 1 repetição máxima.

Protocolo 6

Montagem do programa: alternado por segmentos

Método: seriado

Rotina: *whole body*

Frequência semanal: 2 a 3 no período preparatório; e 1 vez por semana durante período competitivo

Exercícios	Ordem de execução	Volume	Intensidade	Pausa	Velocidade de execução	Amplitude de movimento
Stiff	1º	4 × 2-5	85-95% de 1 RM	2-5' entre séries e exercícios	Rápida na concêntrica	Total
Desenvolvimento militar	2º	4 × 2-5	85-95% de 1 RM	2-5' entre séries e exercícios	Rápida na concêntrica	Total
Leg press	3º	4 × 2-5	85-95% de 1 RM	2-5' entre séries e exercícios	Rápida na concêntrica	Total
Remada unilateral	4º	4 × 2-5	85-95% de 1 RM	2-5' entre séries e exercícios	Rápida na concêntrica	Total

1 RM: 1 repetição máxima.

METODOLOGIAS DE TREINAMENTO PARA POTÊNCIA

Protocolo 1

Montagem do programa: alternado por segmentos

Método: seriado

Rotina: *whole body*

Frequência semanal: 2 a 3 no período preparatório especial; e 1 vez por semana durante período competitivo

Exercícios	Ordem de execução	Volume	Intensidade	Pausa	Velocidade de execução	Amplitude de movimento
Clean e *jerk*	1º	3 × 5	60-80% de 1 RM	2-5' entre séries e exercícios	Rápida	Total
Salto vertical	2º	4 × 5	10-30% de 1 RM do agachamento	2-5' entre séries e exercícios	Rápida	Parcial
Supino lançado	3º	3 × 5	40-60% de 1 RM	2-5' entre séries e exercícios	Rápida	Total
Salto profundo seguido de salto horizontal	4º	4 × 5	50 cm de altura do *step*	2-5' entre séries e exercícios	Rápida	Total ou parcial

(continua)

Métodos de treinamento de força **101**

Protocolo 1 *(continuação)*

Exercícios	Ordem de execução	Volume	Intensidade	Pausa	Velocidade de execução	Amplitude de movimento
Flexão de braço *drop jump step*	5º	3 × 5	40 cm de altura do *step*	2-5' entre séries e exercícios	Rápida	Parcial
Salto vertical com auxílio de cinturão elástico	6º	4 × 5	–	2-5' entre séries e exercícios	Rápida	Parcial
Lançamento de *medicinebol* de peito	7º	3 × 5	2-5 kg	2-5' entre séries e exercícios	Rápida	Total
Abdominal infra lançando a *medicinebol*	8º	3 × 6	2-5 kg	2-5' entre séries e exercícios	Rápida	Total

1 RM: 1 repetição máxima.

Protocolo 2

Montagem do programa: alternado por segmentos

Método: seriado

Rotina: *whole body*

Frequência semanal: 2 a 3 no período preparatório especial; e 1 vez por semana durante período competitivo

Exercícios	Ordem de execução	Volume	Intensidade	Pausa	Velocidade de execução	Amplitude de movimento
Lançamento de *medicinebol* unilateral	1º	3 × 5	2-5 kg	2-5' entre séries e exercícios	Rápida	Total
Salto positivo e negativo no *step*	2º	4 × 5	40-80 cm altura do *step*	2-5' entre séries e exercícios	Rápida	Parcial
Lançamento de *medicinebol* unilateral	3º	3 × 5	2-5 kg	2-5' entre séries e exercícios	Rápida	Total
Agachamento com salto (*squat jump*)	4º	4 × 5	10-30% de 1 RM agachamento	2-5' entre séries e exercícios	Rápida	Total ou parcial
Drop jump seguido de salto horizontal	5º	3 × 5	40-80 cm	2-5' entre séries e exercícios	Rápida	Total e (ou) parcial
Pliometria de braço no *step*	6º	4 × 5	40 cm de altura do *step*	2-5' entre séries e exercícios	Rápida	Parcial

1 RM: 1 repetição máxima.

Protocolo 3

Montagem do programa: alternado por segmentos

Método: seriado

Rotina: *whole body*

Frequência semanal: 2 a 3 no período preparatório especial; e 1 vez por semana durante período competitivo

Exercícios	Ordem de execução	Volume	Intensidade	Pausa	Velocidade de execução	Amplitude de movimento
Supino lançado	1º	4 × 5	40-60% de 1 RM	2-5' entre séries e exercícios	Rápida	Parcial
Leg press lançado	2º	4 × 5	40-60% de 1 RM	2-5' entre séries e exercícios	Rápida	Parcial
Lançamento de *medicinebol* de peito	3º	4 × 8	2-5 kg	2-5' entre séries e exercícios	Rápida	Total
Agachamento livre	4º	4 × 5	50-70% de 1 RM agachamento	2-5' entre séries e exercícios	Rápida	Parcial
Barra fixa	5º	4 × 5	–	2-5' entre séries e exercícios	Rápida	Total
Salto horizontal	6º	4 × 8	Colete com 10% do peso corporal	2-5' entre séries e exercícios	Rápida	Total

1 RM: 1 repetição máxima.

Protocolo 4

Montagem do programa: alternado por segmentos

Método: seriado

Rotina: *whole body*

Frequência semanal: 2 a 3 no período preparatório especial; e 1 vez por semana durante período competitivo

Exercícios	Ordem de execução	Volume	Intensidade	Pausa	Velocidade de execução	Amplitude de movimento
Salto horizontal	1º	5 × 8	–	2-5' entre séries e exercícios	Rápida	Total
Saltos múltiplos sobre *step*	2º	5 × 8	Altura da barreira entre 40-100 cm	2-5' entre séries e exercícios	Rápida	Total
Lançamento de *medicinebol* de peito	3º	5 × 8	2-5 kg	2-5' entre séries e exercícios	Rápida	Total
Pliometria de braço	4o	5 × 5-8	Altura do *step* entre 40-60 cm	2-5' entre séries e exercícios	Rápida	Parcial

Protocolo 5

Montagem do programa: total para natação

Método: seriado

Frequência semanal: 2 a 3 no período preparatório especial; e 1 vez por semana durante período competitivo

Exercícios	Ordem de execução	Volume	Intensidade	Pausa	Velocidade de execução	Amplitude de movimento
Tiros com pé de pato	1º	2 × 4 tiros de 15 m	Máxima	1-2' entre cada tiro e 5-8' entre cada série	Rápida	Total
Tiros com palmar	2º	2 × 4 tiros de 15 m	Máxima (usar tamanho: P, M e G)	1-2' entre cada tiro e 5-8' entre cada série	Rápida	Total

6

Modelos práticos de periodização

A periodização do treinamento não é uma novidade ou um descobrimento dos novos tempos, pois está presente desde Egito e Grécia Antigos até os dias de hoje. Um modelo de periodização, segundo Manso et al.,[1] implica um esquema teórico de um sistema ou realidade complexa, no qual se elaboram estratégias para facilitar a compreensão, o entendimento e a organização do treinamento físico. Nesse aspecto, as teorias se aperfeiçoam, os conhecimentos evoluem e consequentemente se modificam as práticas de treinamento esportivo. Assim, os processos de periodização apresentaram uma evolução ao longo do tempo, sempre se adaptando ao corpo de conhecimentos já conquistados durante sua história.[1-2]

ORGANIZAÇÃO DA PERIODIZAÇÃO DO TREINAMENTO

A periodização do treinamento comporta certos níveis de organização. O planejamento como um todo é denominado macrociclo, composto de unidades chamadas mesociclos.[2-3] Os mesociclos, por sua vez, são compostos de vários microciclos, e os microciclos são compostos de diversas sessões de treinamento. A Figura 1 apresenta a representação hierárquica dos níveis de organização da periodização do treinamento.

PERÍODOS DE PREPARAÇÃO

O período preparatório deve assegurar o desenvolvimento das capacidades gerais e especiais do atleta, e pressupõe a solução das tarefas de aperfeiçoamento de vários aspectos específicos do estado de preparação, podendo-se destacar, nesse período, as fases de preparação geral e as de preparação especial.

Haugen et al.,[4] integraram-se recentemente à literatura científica e à prática comprovada por resultados ao delinearam uma nova estrutura para compreender o treinamento e o desenvolvimento do desempenho de atletas de elite de

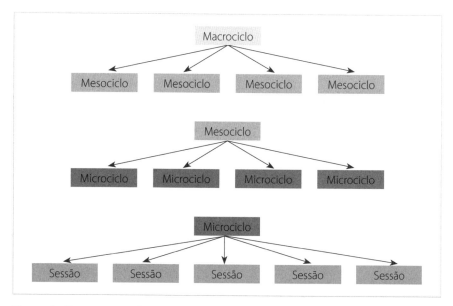

Figura 1 Representação hierárquica dos níveis de organização da periodização do treinamento. Um macrociclo é composto de vários mesociclos. Os mesociclos são compostos de vários microciclos, que por sua vez são compostos de diversas sessões de treinamento.

longa distância (corredores de fundo). Foram analisados corredores de pista líderes mundiais nos (5 mil e 10 mil metros) e especialistas em maratona, os atletas participavam em média de 9 e 6 competições respectivamente por ano. A distância de corrida semanal na fase geral e especial de preparação está na faixa de 160 a 220 km para maratonistas, e 130 a 190 km para corredores de pista. Essas diferenças são explicadas principalmente por mais distância percorrida em cada sessão para maratonistas. Ambos os grupos realizam de 11 a 14 sessões por semana de treinamento e ≥ 80% do volume total de corrida é realizado em baixa intensidade durante todo o ano de treinamento. A distribuição da intensidade do treinamento varia entre os mesociclos e diferem entre maratonistas e corredores de pista. O processo de redução do volume de treinamento é gradual e começa de 7 a 10 dias antes da competição principal.

No período de preparação geral, o foco é construir uma base aeróbia, por meio de grande volume total de corrida. A partir do período de preparação específica em diante, o volume de corrida em ritmo de prova aumenta à medida que a competição principal se aproxima.

Esse modelo de distribuição de cargas executado por inúmeros atletas, bem como a aplicação de altíssimos volumes em cada ciclo e até a proporção desses volumes com as intensidades aplicadas (Z1, Z2 e Z3), pode ser passível de reflexões e até questionamentos tanto no âmbito profissional, quanto para amadores ou mesmo atletas iniciantes/intermediários que tendem a replicar conceitos incorporados por atletas profissionais a uma rotina e objetivos bem distintos desses.

No caso de atletas profissionais e experientes, com anos de treinamento e competições e com uma base aeróbia robusta e "quilômetros na bagagem", será que esses volumes poderiam ser reduzidos em determinados microciclos da periodização em detrimento a treinos da maior "qualidade", intensidades mais altas e próximas da velocidade de prova do atleta?

Essa estratégia de distribuição da intensidade e volume de treinamento dos atletas amadores também deve ser alvo de reflexão por parte de treinadores e atletas, que muitas vezes utilizam o modelo "polarizado" de distribuição de cargas, reproduzidos a partir da rotina de atletas profissionais. Nesse contexto, faz com que acabem treinando em intensidades mais baixas (p. ex., Z1 e Z2) ou acima das "velocidades" que vivenciarão no dia da prova.

Levando em consideração a limitação do referencial teórico sobre diferentes organizações das cargas de treinos, sugere-se a integração de evidências científicas e práticas comprovadas por resultados como ponto de partida para delinear o estado da arte em relação às recomendações de treinamento e para geração de novas hipóteses a serem testadas em pesquisas futuras com periodização para atletas de fundo tanto amadores como profissionais.

Período preparatório – fase geral

Objetivos

Alta ênfase adaptativa nas capacidades físicas predominantes ou gerais. Nesse período damos ênfase à preparação física, de modo a desenvolver as capacidades gerais (predominantes ou auxiliares). As capacidades físicas servirão de alicerce para que o atleta e (ou) aluno consiga suportar altos volumes e intensidades de treinamento durante os períodos com maior volume de trabalho.[2,3,5] A preparação técnico-tática fica em segundo plano, o que não significa que não será dada ênfase à preparação técnico-tática; nesse momento serão enfatizadas a destreza e as habilidades motoras. Nos dias de hoje, devido ao pequeno tempo de preparação, técnicos e preparadores físicos podem compor treinos com características físico-técnicas, nos quais serão enfatizados na mesma sessão de treino alguns gestos técnicos e capacidades motoras adequados para o momento de preparação. Em uma metodologia específica para atletas de resistência, dá-se ênfase à preparação geral, na qual se deve criar a base para o treinamento específico, bem como o treinamento do organismo como um todo. Nesse período de treinamento a ênfase no volume é primordial; o número de sessões, séries e repetições serão as variáveis mais ajustadas. Priorizam-se a resistência de força e o aumento progressivo das sessões de força máxima.

Período preparatório – fase especial

Objetivos

Alta ênfase adaptativa nas capacidades determinantes ou específicas. As capacidades físicas são desenvolvidas de acordo com as exigências específicas da modalidade. Devemos, nesse momento, ter total conhecimento das capacidades físicas, que são determinantes nas ações motoras da modalidade escolhida, pois no período preparatório (fase) geral as capacidades motoras gerais, predominantes e (ou) secundárias já foram priorizadas.[2,3,5] Nesse momento da preparação são priorizadas as capacidades de caráter neural (p. ex., força máxima e potência).

Período competitivo – fase pré-competitiva

A redução progressiva das cargas de treino durante a fase pré-competitiva da periodização é uma estratégia de treinamento frequentemente utilizada por técnicos, preparadores físicos e atletas de diversas modalidades esportivas.

A redução das cargas de treinamento (especificamente do volume de treino e não de sua intensidade) é chamada na literatura do treinamento esportivo de *taper*. O termo refere-se a treinamento reduzido, período regenerativo ou, como é particularmente chamado na natação, polimento.[6-7] Ainda não existe o melhor modelo de redução de cargas nessa fase, no entanto, a literatura tem apontado que períodos entre 7 e 28 dias mostram ótimos resultados na *performance* esportiva de atletas de corrida, natação, ciclismo e triatlo.[6]

A fundamentação biológica do *taper* é a recuperação fisiológica e psicológica, em face do acúmulo de estresse causado pela somatória de sessões de treinamento com altas cargas de trabalho. Seu objetivo é maximizar o desempenho durante as competições, por meio do incremento das capacidades físicas determinantes da modalidade.

Período competitivo

Durante o período competitivo devem-se criar condições para o aperfeiçoamento de diversos fatores da preparação esportiva. A preparação deve ser integral e observar uma sequência lógica de conteúdos distribuídos nas fases pré-competitiva e competitiva propriamente dita.[2,3,5]

Objetivos

Manutenção das adaptações realizadas no período de preparação. Manter a condição física, técnica e tática obtida durante a fase de preparação. A carga de treinamento deve ter o volume reduzido, mas, com manutenção alta da intensidade em ritmo de competição, a intensidade do treino parece ser o fator mais importante para a manutenção do rendimento durante o período competitivo, em qualquer tipo de competição. Deve-se levar em consideração os períodos de recuperação entre os treinos e provas competitivas nesse período.

Período transitório

O período transitório contribui para a recuperação completa do potencial de adaptação do organismo e serve como elo entre os macrociclos. Devemos destacar nesse momento da periodização a recuperação completa do potencial de adaptação em nível físico, técnico, tático e psicológico.[2,3,5] Os microciclos assumem o caráter de descanso ativo e (ou) passivo, e vale ressaltar que o que confere recuperação ativa não é a sessão de treinamento, mas sim a característica do microciclo que propicia baixa incidência de microtraumas, promovendo regeneração tecidual e o aumento de síntese proteica como resultado.

Torna-se importante avaliar as capacidades físicas, para o conhecimento da condição física do atleta, e a partir do resultado pode-se definir um plano de treinamento individualizado em função das necessidades fisiológicas de cada um. Normalmente são utilizadas 2 a 4 semanas em geral para proporcionar recuperação das reservas energéticas, no entanto esse prazo não é fixo, pois a duração do período transitório depende da estrutura escolhida no ciclo anual e do grau de tensão dos períodos transcorridos do macrociclo.

Existem muitas controvérsias a respeito do tempo do período transitório. Alguns treinadores sugerem 1 mês de descanso passivo, outros sugerem o mesmo tempo, porém de forma ativa. A decisão deve ser tomada em conjunto com a comissão técnica e o atleta, levando em conta principalmente, como mencionado, os resultados das avaliações médicas e físicas.

MACROCICLO DE TREINAMENTO

Os macrociclos são constituídos pelos denominados períodos de treinamento (preparação, competição e transição). Têm duração habitual de 12 a 20 semanas, ou seja, no período de 1 ano de treinamento podemos ter 1 a 3 macrociclos.[2,3,5] O número de macrociclos que surgem em 1 ano de treinamento dá lugar a uma classificação do tipo de periodização:

- Periodização simples: 1 macrociclo por ano.
- Periodização dupla: 2 macrociclos por ano.
- Periodização tripla: 3 macrociclos por ano.
- Periodização múltipla (com vários picos): mais de 3 macrociclos por ano.

Tabela 1 Macrociclo de treinamento com seus períodos de preparação, competição e transição para atletas

Meses	Janeiro	Fevereiro	Março	Abril	Maio	Junho
Período		Preparação			Competição	Transição

Cada macrociclo comporta, na maior parte dos casos, 4 a 10 mesociclos, cada um focando aspectos diferenciados do treino e promovendo uma relação diferente entre esforço e recuperação, entre trabalho geral e trabalho especial/específico, entre os vários fatores de treino considerados. Com isso, frequentemente as durações variam.

MESOCICLO DE TREINAMENTO

O mesociclo constitui geralmente um período de 2 a 8 semanas (microciclos) no qual se processa a organização e sucessão ótimas de microciclos de características diferenciadas.[2,3,5] Uma das funções fundamentais do mesociclo é fornecer um caráter contínuo de progressão de cargas. Os mesociclos, conforme sua característica e posicionamento no macrociclo, são classificados em mesociclos de preparação, recuperativo, pré-competitivo e competitivo.

Segundo Rowbottom,[8] os mesociclos são projetados para constituir blocos discretos de treinamento, cada um incorporando um período intensivo (com maiores volumes de treinamento) e igualmente um período reduzido de recuperação e regeneração (com menores volumes de treinamento), por isso seria indicada a realização de avaliações após cada mesociclo de forma a controlar as respostas crônicas promovidas pelo treinamento.[2,3,5]

Recomenda-se também que o atleta comece um novo mesociclo totalmente ou parcialmente recuperado para que possa suportar as novas cargas do próximo mesociclo. Para tanto é importante um microciclo de recuperação ou manutenção ao final de um mesociclo do período de preparação.[8]

Tabela 2 Macrociclo de treinamento com seus períodos de preparação, competição e transição e os mesociclos inseridos para atletas

Meses	Janeiro	Fevereiro	Março	Abril	Maio	Junho
Período		Preparação			Competição	Transição
Mesociclo	1		2	3	4	5

MICROCICLOS DE TREINAMENTO

O microciclo é a estrutura que organiza e assegura a coerência das cargas ao longo de uma sequência determinada de sessões de treinamento. Geralmente tem 3 a 14 sessões, podendo ter duração de 5 a 14 dias, embora normalmente corresponda a 1 semana de preparação.[2,3,5]

No microciclo devem estar bem identificados os objetivos da preparação em um determinado momento. Por isso, deve-se estabelecer o grau de importância de cada capacidade física dentro do microciclo, fazendo constar a ênfase adaptativa a ser atribuída para cada capacidade. Essas ênfases podem ser divididas da seguinte maneira:

- Alta ênfase adaptativa para a capacidade: +++.
- Média ênfase adaptativa para a capacidade: ++.
- Manutenção ou baixa ênfase adaptativa para a capacidade: +.

O grau de importância da capacidade se dará por meio do número de vezes em que ela será treinada no microciclo. Por exemplo, a realização do treinamento de resistência de força somente 1 vez na semana significa que o grau de importância para essa manifestação de força naquele momento é baixo. Porém, quando se realiza um treinamento de flexibilidade 3 a 4 vezes na semana, isso automaticamente implica alto grau de importância para essa capacidade (ver Tabela 3).

Tabela 3 Exemplo de macrociclo de treinamento com períodos de preparação e transição (mesociclos e microciclos com suas respectivas ênfases adaptativas a cada capacidade física)

Meses	Outubro				Novembro				Dezembro			
Período	Preparação								Competição		Transição	
Mesociclo	Preparação 1				Preparação 2				Competitivo		Recuperativo	
Microciclos	CO	P	P	P	CO	P	P	P	PC	C	R	R
Capacidades	Ênfase adaptativa											
Resistência aeróbia	+++	+++	+++	+++	+++	+++	+++	+++	++	+	++	++
Resistência anaeróbia	+	+	+	++	+++	+++	+++	+++	+++	+++	+	+
Força máxima	+	+	+	+	++	++	++	++	+	+	+	+
Potência	+	+	+	+	+++	+++	+++	+++	++	++	+	+
Resistência de força	+++	+++	+++	+++	++	++	++	++	+	+	++	++
Flexibilidade	++	++	++	+	+	+	+	+	+	+	++	++
Coordenação	+++	+++	+++	+++	+	+	+	+	+	+	++	++

Pouca importância adaptativa (+); importante (++); muita importância (+++).
C: competitivo; CO: controle; P: preparação; PC: pré-competitivo; R: recuperativo.

CLASSIFICAÇÃO DOS MICROCICLOS

Os microciclos, conforme sua característica e posicionamento no macrociclo, são classificados em microciclos de preparação (P), controle (CO), recuperativo (R), pré-competitivo (PC) e competitivo (C). Os microciclos de treinamento têm como tarefa principal criar um efeito adaptativo biológico, elevando os níveis de aptidão, e são subdivididos segundo o conteúdo predominante das cargas de treinamento:

- **Microciclo de preparação:** caracterizado pela progressão sucessiva das cargas de trabalho, normalmente se utiliza de altos volumes de treinamento. Vale ressaltar que o objetivo desse microciclo é treinar em sub-recuperação ou da fadiga em progressão de uma sessão de treinamento para outra.
- **Microciclo recuperativo:** o objetivo principal é assegurar a restauração completa dos sistemas musculares e energéticos utilizando predominantemente baixos volumes de cargas de trabalho.
- **Microciclo de controle:** o microciclo de controle é composto por testes físicos como processo de avaliação. Este é planejado geralmente no final das etapas (mesociclos e [ou] períodos) de treino e visa avaliar a aptidão geral a fim de traçar novas metas no treinamento personalizado. Caso o controle seja realizado para avaliar a aptidão física, recomenda-se distribuir os testes ao longo do microciclo de forma que a aplicação de determinado teste não influencie no resultado de outro.
- **Microciclo pré-competitivo:** o microciclo pré-competitivo é construído na dependência das condições de aproximação das competições mais importantes, sendo incluído geralmente 5 a 10 dias antes delas. Nesse microciclo será assegurada a recuperação e as cargas máximas não são mais utilizadas. Pode-se orientar para o uso de cargas altas com períodos de recuperação completa.
- **Microciclo competitivo:** a principal tarefa do microciclo competitivo consiste em assegurar o estado alcançado no período preparatório no decorrer das competições.

Para facilitar a compreensão, a Tabela 4 apresenta um resumo da classificação e das particularidades dos microciclos.

Tabela 4 Diferentes modelos de microciclos

Microciclo	Características	Período de aplicação
Preparatório	• Apresenta volume moderado e alto de trabalho	• Preparatório
Recuperativo	• Recuperação das altas cargas de treino	• Pode ser utilizado em todos os períodos (predominante após microciclos preparatórios)
Controle	• Avalia a preparação e a eficiência do trabalho (avaliações físicas)	• Pode ser utilizado em todos os períodos
Pré-competitivo	• De 5-10 dias antes da competição • Os exercícios de alta intensidade alternam-se com estímulos de recuperação completa • Não se admite utilização de altos volumes de treinamento	• Após período de preparação
Competitivo	• Competições principais e secundárias	• Competitivo

DIFERENÇAS ENTRE A PERIODIZAÇÃO LINEAR E A ONDULATÓRIA (NÃO LINEAR)

O modelo linear foi inicialmente desenvolvido para atletas de modalidade de força e potência, com o objetivo de atingir o pico de *performance* física sem variações das diferentes manifestações de força no mesmo microciclo. Atualmente, porém, seu conceito teórico é expandido para diversas modalidades esportivas.[9]

Em contrapartida, a periodização ondulatória tem como intuito ocasionar variações mais frequentes dos programas de treinamento físico, comparada com a periodização linear.[10] Esse modelo foi adaptado posteriormente por Rhea et al.[11] para o treinamento de força, com alterações diárias da carga externa de treinamento. O programa promoveu ganhos similares aos obtidos em programas tradicionais de força, sendo chamado de treinamento ondulatório.

O modelo não linear de força baseia-se na variação de intensidade e volume no mesmo microciclo, ou seja, o aluno de treinamento personalizado treina as diferentes manifestações da força em um microciclo. Podemos sugerir que um mesociclo de treino será completado quando atingido determinado número de sessões de treinamento, em vez da utilização de um número fixo de semanas de treinamento.

A Tabela 5 apresenta um exemplo de distribuição de treinamentos ao longo de um microciclo com característica de cargas ondulatórias comparado a um de cargas lineares utilizados no estudo de Rhea et al.[11]

Tabela 5 Exemplo de distribuição de treinamentos ao longo de um microciclo com característica de cargas ondulatórias

	Microciclos 1 a 4	Microciclos 5 a 8	Microciclos 9 a 12
Grupo linear	3 séries de 12 RM	3 séries de 6 RM	3 séries de 4 RM
	Dia 1	Dia 2	Dia 3
Grupo ondulatório	3 séries de 12 RM	3 séries de 8 RM	3 séries de 4 RM

RM: repetição máxima.
Fonte: adaptado de Rhea et al., 2002.[11]

MODELOS DE PERIODIZAÇÃO

A seguir são apresentados diferentes modelos de periodização como forma de orientação do processo de planejamento como um todo. Não se busca propor modelos "mágicos" ou perfeitos, e sim mostrar a configuração completa do planejamento para modalidades de resistência para alguns objetivos específicos.

Periodização para corrida de 10 km

1° passo: definir os objetivos do programa de treinamento

Exemplo de objetivo do treinamento para um fundista de corrida de rua: melhorar o tempo de prova de 10 km.

2° passo: analisar o histórico de treinamento do atleta e os resultados das avaliações anteriores

Analisar o histórico de treinamento do atleta e seus resultados de avaliações anteriores, fornecendo informações que possibilitem a elaboração do programa de treinamento para completar uma corrida de 5 e 10 km.

Exemplo de treinamento de corredor de longa distância amador

Tempo de prática	Nível (regional, estadual, nacional, internacional)	Especialidade ou posição	Melhores resultados (tempos)	$VO_{2máx}$ (mL/kg/min⁻¹)
6 anos	Amador	Provas de fundo (10 km)	Melhor tempo nos 10 km (38 min)	56,2

$VO_{2máx}$: volume máximo de oxigênio.

3° passo: listar os recursos e a carga horária semanal disponíveis

Listar os recursos e carga horária semanal disponíveis é um procedimento muito importante, pois nos próximos passos, ao destacar a ênfase adaptativa de cada microciclo, veremos que esta será atribuída conforme o número de sessões destinadas a cada capacidade nos microciclos. Nos quadros a seguir listamos exemplos de disponibilidade de recursos e de locais de treinamento, bem como de carga horária semanal disponível.

Exemplo de disponibilidade de horários de treinamentos físicos

Horários	Segunda	Terça	Quarta	Quinta	Sexta	Sábado	Domingo
07:00	Disponível	Disponível	Disponível	Disponível	Disponível	Disponível	Disponível
08:00	Disponível	Disponível	Disponível	Disponível	Disponível	Disponível	Disponível
09:00					Disponível	Disponível	Disponível
10:00						Disponível	Disponível
10:30						Disponível	Disponível
12:00						Disponível	Disponível
13:30						Disponível	Disponível
14:00						Disponível	Disponível
14:30						Disponível	Disponível
16:30						Disponível	Disponível
17:00							
17:30							
18:00							
18:30							
19:30							
20:00	Disponível	Disponível	Disponível	Disponível	Disponível	Disponível	Disponível
21:00	Disponível	Disponível	Disponível	Disponível	Disponível	Disponível	Disponível
22:00	Disponível	Disponível	Disponível	Disponível	Disponível	Disponível	Disponível

Exemplo de disponibilidade de recursos e de locais para treinamento

	Pista	Sala de musculação	Piscina
Segunda	Disponível	Disponível	
Terça	Disponível	Disponível	Disponível
Quarta	Disponível	Disponível	Disponível
Quinta	Disponível	Disponível	Disponível
Sexta	Disponível	Disponível	Disponível
Sábado	Disponível	Disponível	Disponível
Domingo	Disponível	Disponível	

4° passo: selecionar as avaliações a serem aplicadas para o controle da evolução de cada capacidade física

Depois de determinado o objetivo do atleta, devemos selecionar as avaliações que utilizaremos para controlar a evolução de cada capacidade física.

No exemplo a seguir listamos as capacidades que avaliaremos em um atleta que tem como objetivo a redução do tempo de prova. Avaliações selecionadas:

- Composição corporal: densidade corporal por Pollock[12] e percentual de gordura por Siri.
- Força máxima: 1 repetição máxima (1 RM) para os exercícios de agachamento e supino reto.
- Resistência de força: número máximo de repetições com 60% 1 RM.
- Flexibilidade: distância alcançada no banco de Wells.
- Capacidade aeróbia: *talk test*.
- Potência de membros inferiores: *sargent jump* – salto horizontal e (ou) vertical.
- Resistência anaeróbia: 40 segundos.

5° passo: entender o calendário do atleta e defini-lo para o planejamento da periodização, priorizando as principais metas a serem alcançadas

Exemplo: 5 meses de período de preparação e 1 mês de período de competição.

6° passo: selecionar as capacidades físicas gerais e especiais que deverão ser orientadas no programa de treinamento

Capacidades físicas

Gerais	Especiais
Resistência aeróbia	Resistência anaeróbia lática
Resistência de força (geral)	Potência
Força máxima	Resistência de força (especial)
Flexibilidade	

7º passo: definir os métodos de treinamento utilizados para cada capacidade física

Métodos de treinamento das capacidades físicas

Capacidades físicas	Métodos
Resistência aeróbia	Contínuo/intervalado extensivo
Resistência anaeróbia lática	Intervalado extensivo/intensivo
Resistência de força geral e especial	Circuito/repetição
Potência	Repetição
Força máxima	Repetição
Flexibilidade	Estático/passivo

8º passo: definir a duração do macrociclo e de cada período

Meses	Janeiro	Fevereiro	Março	Abril	Maio	Junho
Períodos	Preparatório					Competição

9º passo: definir o tempo destinado para cada fase

Meses	Janeiro	Fevereiro	Março	Abril	Maio	Junho
Períodos	Preparatório					Competição
Fases	Geral			Especial		Competitiva

10º passo: distribuir e classificar os mesociclos no macrociclo

Meses	Janeiro	Fevereiro	Março	Abril	Maio		Junho
Períodos	Preparatório					Competição	
Fases	Geral			Especial		Pré--competitivo	Competitivo
Meso-ciclos	Prepara-tório 1	Prepara-tório 2	Prepara-tório 3	Prepara-tório 4	Prepara-tório 5	Pré--competitivo	Competitivo

Podem ser analisados também o tipo e o tempo destinado para cada mesociclo, que terá como principais funções a adaptação, a recuperação e/ou manutenção das capacidades físicas.

11° passo: definir e classificar os microciclos no macrociclo

Meses	Janeiro	Fevereiro	Março	Abril	Maio	Junho					
Períodos	Preparatório									Competição	
Fases	Geral			Especial					PC	C	
Mesociclos	Prepara-tório 1	Prepara-tório 2	Prepara-tório 3	Prepara-tório 4	Prepara-tório 5				PC	C	
Microciclos	CO P P P	CO P P P	R P P	CO P P P P	R P P P	CO PC	PC C				

C: competitivo; CO: controle; P: preparação; PC: pré-competitivo; R: recuperativo.

12° passo: determinar os momentos das avaliações ao longo da periodização

Meses	Janeiro	Fevereiro	Março	Abril	Maio	Junho
Períodos	Preparatório					C
Fases	Geral			Especial		PC C
Mesociclos	Prepara-tório 1	Prepara-tório 2	Prepara-tório 3	Prepara-tório 4	Prepara-tório 5	PC C
Microciclos	CO P P P	CO P P P	R P P	CO P P P P	R P P P	CO PC PC C
Controle	X	X		X		X

C: competitivo; CO: controle; P: preparação; PC: pré-competitivo.

13° passo: definir o grau de importância de cada capacidade em cada período de treinamento

Como visto anteriormente, no microciclo devem estar bem identificados os objetivos da preparação em determinado momento. Por isso, deve-se estabelecer o grau de importância de cada capacidade física, fazendo constar a ênfase adaptativa a ser atribuída a cada capacidade. Essas ênfases podem ser divididas da seguinte maneira:

- Alta ênfase adaptativa para a capacidade: 3.
- Média ênfase adaptativa para a capacidade: 2.
- Manutenção ou baixa ênfase adaptativa para a capacidade: 1.

Meses	Janeiro				Fevereiro				Março				Abril				Maio				Junho			
Períodos	Preparatório																				Competição			
Fases	Geral												Especial								PC		C	
Mesociclos	Preparatório 1				Preparatório 2				Preparatório 3				Preparatório 4				Preparatório 5				PC		C	
Semanas	1	2	3	4	5	6	7	8	9	10	11	12	13	14	15	16	17	18	19	20	21	22	23	24
Microciclos	CO	P	P	P	CO	P	P	P	R	P	P	CO	P	P	P	P	R	P	P	P	CO	PC	PC	C
Controles	X				X							X									X			
Capacidades	Análise qualitativa																							
Resistência aeróbia	3								2								2							
Resistência anaeróbia	1				2				3								3							
Resistência força (geral e especial)	3				1				3								2							
Força máxima	1				3				2				1				1							
Potência	1				1				3				3				3							
Flexibilidade	2				1				1				1				1							

C: competitivo; CO: controle; P: preparação; PC: pré-competitivo; R: recuperativo.

14º passo: definir o número de sessões dedicadas a cada capacidade em cada microciclo, bem como a distância semanal a ser percorrida

O grau de importância da capacidade será obtido com base no número de vezes em que ela será treinada no microciclo, ou seja, quanto maior o grau de importância daquela capacidade no microciclo, mais sessões devem ser destinadas a ela.

Modelos práticos de periodização

Quadro de periodização

	W1	W2	W3	W4	W5	W6	W7	W8	W9	W10	W11	W12	W13	W14	W15	W16	W17	W18	W19	W20	W21	W22	W23	W24
Meses	Janeiro				Fevereiro				Março				Abril				Maio				Junho			
Períodos	Preparatório																				Competição			
Fases	Geral												Especial								PC			C
Mesociclos	Preparatório 1				Preparatório 2				Preparatório 3				Preparatório 4				Preparatório 5				PC			C
Semanas	1	2	3	4	5	6	7	8	9	10	11	12	13	14	15	16	17	18	19	20	21	22	23	24
Microciclos	CO	P	P	P	CO	P	P	P	R	P	P	CO	P	P	P	P	R	P	P	P	CO	PC	PC	C
Controles	X				X								X								X			
Capacidades	Análise qualitativa																							
Resistência aeróbia						3										2						2		
Resistência anaeróbia				1						2						3						3		
Resistência força (geral e especial)						3				2						2						2		
Força máxima				1						3				2				1				1		
Potência				1						1					3			3				3		
Flexibilidade				2						1					1			1				1		
	Análise quantitativa																							
Resistência aeróbia	2	3	3	3	2	4	4	4	2	3	3	2	2	2	2	2	1	2	2	2	1	2	2	2
Resistência anaeróbia	0	0	0	0	0	0	0	0	1	2	2	1	2	3	2	3	1	3	3	3	1	3	2	2
Resistência força	2	3	3	3	2	3	3	3	1	1	1	1	2	2	1	1	1	1	1	1	1	1	1	0
Força máxima	0	0	0	0	0	0	0	0	1	2	2	1	1	0	0	0	0	0	0	0	0	0	0	0
Potência	0	0	0	0	0	0	0	0	0	0	0	0	2	2	2	2	1	2	2	2	1	1	1	1
Flexibilidade	1	2	2	2	1	2	2	2	1	0	0	1	0	0	0	0	0	0	0	0	0	0	0	0
Total de tarefas no microciclo	5	8	8	8	5	9	9	9	6	8	8	6	8	8	7	8	4	8	8	8	4	7	6	5
Distância semanal (km)	25	45	50	55	30	55	55	60	30	55	60	30	55	57	60	60	30	60	60	55	30	40	30	25

C: competitivo; CO: controle; P: preparação; PC: pré-competitivo; R: recuperativo.

15° passo: descrever um microciclo de avaliações (controle)

Ao elaborarmos um microciclo de avaliações, devemos tomar alguns cuidados em relação à sequência em que elas serão realizadas. Dependendo da ordem de aplicação dessas avaliações, uma pode influenciar no resultado de outras devido a fatores como a depleção de substratos energéticos e a magnitude de dano tecidual proporcionada.

Dias/ período	Segunda	Terça	Quarta	Quinta	Sexta
Manhã	Composição corporal + flexibilidade	Potência	Resistência aeróbia	Resistência de força	Descanso
Tarde	1 repetição máxima (RM)	Resistência anaeróbia	Descanso	Descanso	Descanso

16° passo: descrever um microciclo de cada fase do macrociclo com suas respectivas sessões de treinamento

Nesse momento descrevemos um microciclo de cada fase do macrociclo com suas respectivas sessões de treinamento. Usaremos como exemplo o macrociclo de treinamento (13° passo) para um cliente que tem como objetivo terminar uma prova de 5 e (ou) 10 km.

- Microciclo descrito: microciclo 3.
- Período: preparatório.
- Fase: geral.

Distribuição das sessões ao longo do microciclo 3

	Segunda	Terça	Quarta	Quinta	Sexta	Sábado	Domingo
Capacidade física	Flexibilidade	Resistência força	Flexibilidade	Resistência força	–	Resistência força	–
	Resistência aeróbia	–	Resistência aeróbia	–	Resistência aeróbia	–	–
Volume	3 exercícios 6 × 1 min	10 exercícios 3 × 20	3 exercícios 6 × 1 min	6 exercícios 12 repetições 4 passagens no circuito	–	6 exercícios 12 repetições 3 passagens no circuito	–
	5 km	–	5 km		4 km		–

(continua)

Modelos práticos de periodização **121**

Distribuição das sessões ao longo do microciclo 3 *(continuação)*

	Segunda	Terça	Quarta	Quinta	Sexta	Sábado	Domingo
Intensidade	7-10 PSD	Zona de RM	7-10 PSD	Zona de RM	–	Zona de RM	–
	Limiar anaeróbio	–	Limiar anaeróbio	–	Limiar anaeróbio	–	–
Pausa	15 s	30 s entre séries e 2 min entre séries	15 s	1 min 30 s entre cada passagem no circuito	–	1 min 30 s entre cada passagem no circuito	–
	–	–	–	–	–	–	–
Velocidade de execução	–	Lento	–	Rápido	–	Rápido	–
	–	–	–	–	–	–	–
Método	Passivo	Repetição	Passivo	Circuito		Circuito	–
	Contínuo	–	Contínuo	Contínuo	Contínuo	Contínuo	–

min: minuto; PSD: percepção subjetiva de desconforto; RM: repetição máxima; s: segundos.

- Descrição dos exercícios de resistência de força: *leg press*, agachamento, terra, supino reto, puxador atrás, elevação lateral, rosca direta, tríceps na polia, panturrilha em pé, abdominais.
- Microciclo descrito: 19.
- Período: preparatório.
- Fase: especial.

Distribuição das sessões ao longo do microciclo 19

	Segunda	Terça	Quarta	Quinta	Sexta	Sábado	Domingo
Capacidade física	Potência	Resistência força	–	Potência	–		–
	Resistência anaeróbia	Resistência aeróbia	Resistência anaeróbia	–	Resistência anaeróbia	Resistência aeróbia	–
Volume	10 × 8 saltos múltiplos	8 tiros de 40 min com trenó	–	10 × 8 saltos múltiplos	–	–	–
	5 × 1.000 m	6 km	6 × 800 m	–	4 km	7 km	–
Intensidade	Máxima	50% do peso corporal	–	Máxima	–	–	–
	20% acima do limiar anaeróbio	Limiar anaeróbio	30% acima do limiar anaeróbio	–	10% acima do limiar anaeróbio	Limiar anaeróbio	–

(continua)

Distribuição das sessões ao longo do microciclo 19 *(continuação)*

	Segunda	Terça	Quarta	Quinta	Sexta	Sábado	Domingo
Pausa	2-4 min entre séries	1 min 30 s	–	2-4 min entre séries	–	–	–
	2-4 min entre tiros	–	2-4 min entre tiros	–	–	–	–
Velocidade de execução	–	Rápida	–	–	–	–	–
	–	–	–	–	–	–	–
Método	Pliometria	Repetição	–	–	–	–	–
	Intervalado	Contínuo	Intervalado	Pliometria	Contínuo	Contínuo	–

- Descrição dos exercícios de potência: saltos múltiplos em barreiras de 40 a 60 cm.
- Descrição dos exercícios de resistência de resistência de força: corrida com trenó, utilizando como carga 50% do peso corporal.
- Microciclo descrito: 24.
- Período: competição.
- Fase: competitiva.

Distribuição das sessões ao longo do microciclo 24

	Segunda	Terça	Quarta	Quinta	Sexta	Sábado	Domingo
Capacidade física	–	–	–	–	Potência	–	Competição
	Resistência anaeróbia	Resistência aeróbia	Resistência anaeróbia	Resistência aeróbia	–	–	–
Volume	–	–	–	–	3 exercícios 3 × 5	–	–
	3 × 1.000 m	3 km	2 × 500 m	3 km	–		10 km
Intensidade	–	–	–	–	50% de 1 repetição máxima (RM)	–	–
	25% acima do limiar anaeróbio	1 km abaixo e 1 km no limiar anaeróbio	40% acima do limiar anaeróbio	Limiar anaeróbio	–	–	–
Pausa	–	–	–	–	2-5 min entre séries	–	–
	2-6 min entre tiros	–	4 min entre tiros	–	–	–	–

(continua)

Distribuição das sessões ao longo do microciclo 24 (continuação)

	Segunda	Terça	Quarta	Quinta	Sexta	Sábado	Domingo
Velocidade	–		–	–	Rápida	–	–
de execução	–	–	–	–	–	–	–
Método	–	–	–		Repetição	–	–
	Intervalado	Fartleck	Intervalado	Contínuo	–	–	Competição

- Descrição dos exercícios de potência: agachamento, *leg press* e mesa flexora.

Periodização para natação

Periodização para natação 400 m

1º passo: definir os objetivos do programa de treinamento

Exemplo de objetivos do treinamento para um fundista de 400 m livre: melhorar o tempo de prova de 400 m.

2º passo: analisar o histórico de treinamento do atleta e os resultados das avaliações anteriores

Analisar o histórico de treinamento do atleta e seus resultados de avaliações anteriores, fornecendo informações que possibilitem a elaboração do programa de treinamento para baixar seu tempo na prova de 400 m.

Exemplo: atleta de 400 m na natação livre

Tempo de prática	Nível (regional, estadual, nacional, internacional)	Especialidade ou posição	Melhores resultados (tempos)
10 anos	Nacional	Provas de 200 e 400 m	Melhor tempo nos 400 m (00:03:52,52)

3º passo: listar os recursos e a carga horária semanal disponíveis

Listar os recursos e a carga horária semanal disponíveis é um procedimento muito importante, pois nos próximos passos, ao destacar a ênfase adaptativa de cada microciclo, veremos que esta será atribuída conforme o número de sessões destinadas a cada capacidade nos microciclos. Nos quadros a seguir listamos exemplos de disponibilidade de recursos e de locais de treinamento, bem como de carga horária semanal disponível.

Exemplo de disponibilidade de horários de treinamentos físicos

Horários	Segunda	Terça	Quarta	Quinta	Sexta	Sábado	Domingo
07:00	Disponível	Disponível	Disponível	Disponível	Disponível	Disponível	Disponível
08:00	Disponível	Disponível	Disponível	Disponível	Disponível	Disponível	Disponível
09:00					Disponível	Disponível	Disponível
10:00						Disponível	Disponível
10:30						Disponível	Disponível
12:00						Disponível	Disponível
13:30						Disponível	Disponível
14:00	Disponível	Disponível	Disponível	Disponível	Disponível	Disponível	Disponível
14:30	Disponível	Disponível	Disponível	Disponível	Disponível	Disponível	Disponível
16:30	Disponível	Disponível	Disponível	Disponível	Disponível	Disponível	Disponível
17:00	Disponível	Disponível	Disponível	Disponível	Disponível		
17:30							
18:00							
18:30	Disponível	Disponível	Disponível	Disponível	Disponível		
19:30	Disponível	Disponível	Disponível	Disponível	Disponível		
20:00	Disponível	Disponível	Disponível	Disponível	Disponível	Disponível	Disponível
21:00	Disponível	Disponível	Disponível	Disponível	Disponível	Disponível	Disponível
22:00	Disponível	Disponível	Disponível	Disponível	Disponível	Disponível	Disponível

Exemplo de disponibilidade de recursos e de locais para treinamento

	Sala de musculação	Piscina
Segunda	Disponível	Disponível
Terça	Disponível	Disponível
Quarta	Disponível	Disponível
Quinta	Disponível	Disponível
Sexta	Disponível	Disponível
Sábado	Disponível	Disponível
Domingo	Disponível	Disponível

4° passo: selecionar as avaliações a serem aplicadas para o controle da evolução de cada capacidade física

Depois de determinado o objetivo do atleta, devem-se selecionar as avaliações que serão utilizadas para controlar a evolução de cada capacidade física.

No exemplo a seguir listamos as capacidades que avaliaremos em um atleta que tem como objetivo a redução de seu tempo de prova. Avaliações selecionadas:

- Composição corporal: densidade corporal por Pollock[12] e percentual de gordura por Siri.
- Força máxima: 1 RM para os exercícios de agachamento, supino reto e remada aberta.
- Resistência de força: número máximo de repetições com 60% 1 RM nos exercícios de agachamento, supino reto e remada aberta.
- Flexibilidade: distância alcançada no banco de Wells.
- Capacidade aeróbia: T10.
- Potência de membros inferiores: *sargent jump*: salto horizontal e (ou) vertical.
- Resistência anaeróbia: 8 *sprints* de 50 m com pausa de 30 segundos.

5° passo: entender o calendário do atleta e defini-lo para planejamento da periodização, priorizando as principais metas a serem alcançadas

Exemplo: 5 meses de período de preparação e 1 mês de período de competição.

6° passo: selecionar as capacidades físicas gerais e especiais que deverão ser orientadas no programa de treinamento

Capacidades físicas

Gerais	Especiais
Resistência aeróbia	Resistência anaeróbia lática
Resistência de força (geral)	Potência
Força máxima	Resistência de força (especial)
Flexibilidade	

7° passo: definir os métodos de treinamento utilizados para cada capacidade física

Métodos de treinamento das capacidades físicas

Capacidades físicas	Métodos
Resistência aeróbia	Contínuo/intervalado extensivo
Resistência anaeróbia lática	Intervalado extensivo/intervalado intensivo
Resistência de força geral e especial	Circuito/repetição
Potência	Repetição
Força máxima	Repetição
Flexibilidade	Estático/passivo

8° passo: definir a duração do macrociclo e de cada período

Meses	Dezembro	Janeiro	Fevereiro	Março	Abril	Maio
Períodos	Preparatório					Competição

9° passo: definir o tempo destinado para cada fase

Meses	Dezembro	Janeiro	Fevereiro	Março	Abril	Maio
Períodos	Preparatório					Competição
Fases	Geral		Especial			Pré- -competitivo/ competitivo

10° passo: distribuir e classificar os mesociclos no macrociclo

Meses	Dezembro	Janeiro	Fevereiro	Março	Abril	Maio
Períodos	Preparatório					Competição
Fases	Geral		Especial			Pré- -competitivo/ competitivo
Mesociclos	Preparatório 1		Preparatório 2	Preparatório 3	Preparatório 4	Competitivo

Podem ser analisados também o tipo e o tempo destinados para cada mesociclo, que terá como principais funções a adaptação, a recuperação e/ou a manutenção das capacidades físicas.

11° passo: definir e classificar os microciclos

Meses	Dezembro		Janeiro		Fevereiro		Março		Abril		Maio			
Períodos	Preparatório										Competição			
Fases	Geral						Especial				PC/C			
Mesociclos	Preparatório 1						Preparatório 2		Preparatório 3		Preparatório 4	C		
Semanas	1	2	3	4	5	6	7	8	9	10	11	12	13	14	15	16	17	18	19	20	21	22	23	24
Microciclos	CO	P	P	P	R	P	P	CO	P	P	P	R	P	P	P	R	P	P	P	CO	PC	PC	PC	C

C: competitivo; CO: controle; P: preparação; PC: pré-competitivo; R: recuperativo.

12° passo: determinar os momentos das avaliações ao longo da periodização

Meses	Dezembro				Janeiro				Fevereiro				Março				Abril				Maio			
Períodos	Preparatório																				Competição			
Fases	Geral								Especial												PC/C			
Mesociclos	Preparatório 1								Preparatório 2				Preparatório 3				Preparatório 4				C			
Semanas	1	2	3	4	5	6	7	8	9	10	11	12	13	14	15	16	17	18	19	20	21	22	23	24
Microciclos	CO	P	P	P	R	P	P	CO	P	P	P	R	P	P	P	R	P	P	P	CO	PC	PC	PC	C
Controle	X							X												X				

C: competitivo; CO: controle; P: preparação; PC: pré-competitivo; R: recuperativo.

13° passo: definir o grau de importância de cada capacidade em cada período de treinamento

Como visto anteriormente, no microciclo devem estar bem identificados os objetivos da preparação em determinado momento. Por isso, deve-se estabelecer o grau de importância de cada capacidade física, fazendo constar a ênfase adaptativa a ser atribuída para cada capacidade. Essas ênfases podem ser divididas da seguinte maneira:

- Alta ênfase adaptativa para a capacidade: 3.
- Média ênfase adaptativa para a capacidade: 2.
- Manutenção ou baixa ênfase adaptativa para a capacidade: 1.

Meses	Dezembro		Janeiro		Fevereiro		Março		Abril		Maio			
Períodos	Preparatório										Competição			
Fases	Geral				Especial						PC/C			
Mesociclos	Preparatório 1				Preparatório 2		Preparatório 3		Preparatório 4		C			
Semanas	1	2	3	4	5	6	7	8	9	10	11	12	13	14	15	16	17	18	19	20	21	22	23	24

	1	2	3	4	5	6	7	8	9	10	11	12	13	14	15	16	17	18	19	20	21	22	23	24
Microciclos	CO	P	P	P	R	P	P	CO	P	P	P	R	P	P	P	R	P	P	P	CO	PC	PC	PC	C
Controle	X					X														X				

Tarefas	Análise qualitativa		
Resistência aeróbia	3	1	1
Resistência anaeróbia lática	2	3	3
Resistência força geral e especial	G (3) e E (2)	G (1) e E (3)	G (1) e E (2)
Força máxima	3	1	1
Potência	1	3	2
Flexibilidade	2	1	1
Tático (ritmo de prova)	1	2 e 3	3

C: competitivo; CO: controle; E: especial; G: geral; P: preparação; PC: pré-competitivo; R: recuperativo.

14° passo: definir o número de sessões dedicadas a cada capacidade em cada microciclo, bem como a distância semanal a ser percorrida

O grau de importância da capacidade será obtido com base no número de vezes em que ela será treinada no microciclo, ou seja, quanto maior o grau de importância daquela capacidade no microciclo, mais sessões devem ser destinadas a ela.

Meses	Dezembro				Janeiro				Fevereiro				Março				Abril				Maio			
Períodos	Preparatório																				Competição			
Fases	Geral								Especial												PC/C			
Mesociclos	Preparatório 1								Preparatório 2				Preparatório 3				Preparatório 4				C			
Semanas	1	2	3	4	5	6	7	8	9	10	11	12	13	14	15	16	17	18	19	20	21	22	23	24
Microciclos	CO	P	P	P	R	P	P	CO	P	P	P	R	P	P	P	R	P	P	P	CO	PC	PC	PC	C
Controle	X							X												X				
Tarefas	Análise qualitativa																							
Resistência aeróbia	3								3 e 2 (inicia com 3 e reduz para 2)												1			
Resistência anaeróbia lática	2								3												3			
Resistência força geral e especial	G (3) e E (2)								G (1) e E (3)												G (1) e E (2)			
Força máxima	3								1												1			
Potência	1								3												2			
Flexibilidade	2								1												1			
Tático (ritmo de prova)	1								2 e 3												3			
	Análise quantitativa																							
Resistência aeróbia	3	6	6	6	3	6	6	3	6	6	6	3	4	4	4	3	3	3	3	2	3	2	2	1
Resistência anaeróbia lática	1	2	2	2	1	2	2	1	3	3	3	1	3	3	3	1	3	3	3	2	3	3	3	2
Resistência força geral e especial	1	2	2	2	2	2	2	1	3	3	3	1	2	2	2	1	2	2	2	1	1	1	1	0
Força máxima	1	2	2	2	1	2	2	1	1	1	1	1	1	1	1	1	1	1	1	1	1	1	0	0
Potência	0	0	0	0	0	0	0	0	2	2	2	1	3	3	3	2	3	3	3	1	2	2	1	1
Flexibilidade	1	2	2	2	1	2	2	1	1	1	1	1	1	1	1	1	1	1	1	1	1	1	1	1
Tático (ritmo de prova)	0	0	0	0	0	0	0	0	1	1	1	1	1	1	1	1	1	1	1	1	3	3	3	1
Total de tarefas no microciclo	7	14	14	14	8	14	14	7	16	16	16	9	14	14	14	10	14	14	14	9	14	13	11	6
Volume (km) microciclo	30	45	50	55	30	55	60	30	60	63	66	33	66	69	70	35	70	70	70	35	35	28	21	14

O aumento de volume nos microciclos de preparação varia em aproximadamente 5 a 10%, reduzindo nos microciclos recuperativos.

C: competitivo; CO: controle; E: especial; G: geral; P: preparação; PC: pré-competitivo; R: recuperativo.

15° passo: descrever um microciclo de avaliações (controle)

Ao elaborarmos um microciclo de avaliações, devemos tomar alguns cuidados em relação à sequência em que elas serão realizadas. Dependendo da ordem de aplicação dessas avaliações, uma pode influenciar no resultado de outras devido a fatores como a depleção de substratos energéticos e a magnitude de dano tecidual proporcionada.

Dias/período	Segunda	Terça	Quarta	Quinta	Sexta
Manhã	Composição corporal + flexibilidade	Potência	Resistência aeróbia	Resistência de força	Descanso
Tarde	1 repetição máxima (RM)	Resistência anaeróbia	Descanso	Descanso	Descanso

16° passo: descrever um microciclo de cada fase do macrociclo com suas respectivas sessões de treinamento

Nesse momento descrevemos um microciclo de cada fase do macrociclo com suas respectivas sessões de treinamento. Usaremos como exemplo o macrociclo de treinamento (13° passo) para um atleta que tem como objetivo baixar seu tempo na prova de 400 m.

- Microciclo descrito: 4.
- Período: preparatório.
- Fase: geral.

Distribuição das sessões ao longo do microciclo 4

	Segunda	Terça	Quarta	Quinta	Sexta	Sábado	Domingo
Capacidade física	Flexibilidade	Força máxima	Flexibilidade	Resistência força	Força máxima	Resistência força	–
	Resistência aeróbia (manhã e tarde)	Resistência anaeróbia (manhã)	Resistência aeróbia (manhã e tarde)	Resistência anaeróbia (manhã)	Resistência aeróbia (manhã e tarde)	Resistência aeróbia (tarde)	–
Volume	3 exercícios 6 × 1 min	4 exercícios 4 × 2-4	3 exercícios 6 × 1 min	Exercícios 3 × 12	4 exercícios 4 × 2-4	8 exercícios 3 × 12	–
	12 km	6 km	12 km	5 km	12 km	8 km	–
Intensidade	7-10 PSD	Zona de RM	7-10 PSD	Zona de RM	–	Zona de RM	–
	Zonas 2 e 3	Zona 4	Zonas 2 e 3	Zona 4	Zona 2	Zona 3	–
Pausa	15 s	2-5 min	15 s	1 min 30 s entre cada	2-5 s	1 min 30 s entre cada passagem no circuito	–
	–	–	–	–	–	–	–
Velocidade de execução	–	Lento	–	Rápido	–	Rápido	–
	–	–	–	–	–	–	–
Método	Passivo	Repetição	Passivo	Repetição		Repetição	–
	Contínuo e intervalado	Contínuo e intervalado	Contínuo e intervalado	Contínuo e intervalado	Contínuo e intervalado	Contínuo e intervalado	–

min: minutos; PSD: percepção subjetiva de desconforto; RM: repetição máxima; s: segundos.

- Descrição dos exercícios de resistência de força: *leg press*, agachamento, *hip thrust*, supino reto, puxador atrás, barra fixa, rosca direta, tríceps na polia, panturrilha em pé, abdominais.
- Microciclo descrito: 20 (recuperativo).
- Período: preparatório.
- Fase: especial.

Distribuição das sessões ao longo do microciclo 20 (recuperativo)

	Segunda	Terça	Quarta	Quinta	Sexta	Sábado	Domingo
Capacida-de física	Flexibili-dade	Força máxima	Potência			Resistência força	–
	Resistência aeróbia (manhã)	Resistência anaeróbia (manhã)		Resistência anaeróbia (tarde)	Resistência aeróbia (manhã)		–
Volume	3 exercícios 6 × 1 min	4 exercícios 3 × 2-4	5 exercícios 3-4 × 5 a 8 repetições			8 tiros de 15 m com parachute M	–
	14 km	7 km	–	6 km	8 km		–
Intensi-dade	7-10 PSD	Zona de RM			–		–
	Zonas 2 e 3	Zona 4 e 5		Zonas 4 e 5	Zonas 2 e 3	Zona 4	–
Pausa	15 s	2-5 min	15 s	1 min 30 s entre cada			–
	–	–	–	–	–	–	–
Veloci-dade de execução	–	Lento	–	Rápido	–	–	–
	–	–	–	–	–	–	–
Método	Passivo	Repetição	Passivo	Repetição			–
	Contínuo e intervalado	intervalado	Repetição	intervalado	Contínuo e intervalado		–

min: minutos; PSD: percepção subjetiva de desconforto; RM: repetição máxima; s: segundos.

- Descrição dos exercícios de potência: *squat jump*, *clean* e *jerk*, barra fixa, *power snatch*, pliometria de braço.
- Descrição dos exercícios de resistência de resistência de força: tiros com parachute M.
- Descrição dos exercícios de força máxima: remada aberta, agachamento total, barra fixa e *snatch*.
- Microciclo descrito: 24.
- Período: competição.
- Fase: competitiva.

Distribuição das sessões ao longo do microciclo 24

	Segunda	Terça	Quarta	Quinta	Sexta	Sábado	Domingo
Capacidade física	–	–	–	Potência	Flexibili-dade	Compe-tição	Compe-tição
	Resistência anaeróbia	Resistência aeróbia	Resistência anaeróbia	–	–	–	–
Volume	–	–	–	3 exercícios 3 × 5	3 exercícios 6 × 1 min	–	–
	4 km	6 km	4 km	–	–	400 m	400 m
Intensidade	–	–	–	50% de 1 RM		–	–
	Zonas 4 e 5	Zonas 1 a 3	Zonas 4 e 5	–	7-10 da PSD	–	–
Pausa	–	–	–	2-5 min entre séries	–	–	–
	2-6 min entre tiros	–	4-8 min entre tiros	–	–	–	–
Velocidade de execução	–		–	Rápida		–	–
	–	–	–	–	–	–	–
Método	–	–	–	Repetição			–
	Intervalado	*Fartleck*	Intervalado	–	–	FNP	Compe-tição

1 RM: 1 repetição máxima; FNP: facilitação neuroproprioceptiva; min: minutos; PSD: percepção subjetiva de desconforto; s: segundos.

- Descrição dos exercícios de potência: *squat jump*, *clean* e *jerk* e barra fixa.

Periodização para ciclismo (40 km contra relógio)

1° passo: definir os objetivos do programa de treinamento

O atleta a ser treinado é especialista em contra relógio (40 km) e se encontra na fase de especialização.[13] Ele tem 20 anos de idade, compete na categoria sub-23, pedala há 4 anos, mas treina há apenas 2. Já foi 4° colocado no Brasileiro sub-23 em 2017 e 2° colocado na prova ciclística da Inconfidência na categoria sub-23 em 2019.

2° passo: analisar o histórico de treinamento do atleta e os resultados das avaliações anteriores

Analisar o histórico de treinamento do atleta e seus resultados de avaliações anteriores, fornecendo informações que possibilitam a elaboração do programa de treinamento para baixar seu tempo na prova de 300 km.

Tempo de prática	Nível (regional, estadual, nacional, internacional)	Especialidade	Melhores resultados (tempos)
4 anos	Nacional	Provas de 40 km	00:57:32,00

3° passo: listar os recursos e a carga horária semanal disponíveis

Listar os recursos e a carga horária semanal disponíveis é um procedimento muito importante, pois nos próximos passos, ao destacar a ênfase adaptativa de cada microciclo, veremos que esta será atribuída conforme o número de sessões destinadas a cada capacidade nos microciclos. Nos quadros a seguir listamos exemplos de disponibilidade de recursos e de locais de treinamento, bem como de carga horária semanal disponível.

Exemplo de disponibilidade de horários de treinamentos físicos

Horários	Segunda	Terça	Quarta	Quinta	Sexta	Sábado	Domingo
07:00	Disponível	Disponível	Disponível	Disponível	Disponível	Disponível	Disponível
08:00	Disponível	Disponível	Disponível	Disponível	Disponível	Disponível	Disponível
09:00					Disponível	Disponível	Disponível
10:00						Disponível	Disponível
10:30						Disponível	Disponível
12:00						Disponível	Disponível
13:30						Disponível	Disponível
14:00						Disponível	Disponível
14:30						Disponível	Disponível
16:30						Disponível	Disponível
17:00							
17:30							
18:00							
18:30	Disponível	Disponível	Disponível	Disponível	Disponível		
19:30	Disponível	Disponível	Disponível	Disponível	Disponível		
20:00	Disponível	Disponível	Disponível	Disponível	Disponível	Disponível	Disponível
21:00	Disponível	Disponível	Disponível	Disponível	Disponível	Disponível	Disponível
22:00	Disponível	Disponível	Disponível	Disponível	Disponível	Disponível	Disponível

Exemplo de disponibilidade de recursos e de locais para treinamento

	Sala de musculação	Pista
Segunda	Disponível	Disponível
Terça	Disponível	Disponível
Quarta	Disponível	Disponível
Quinta	Disponível	Disponível
Sexta	Disponível	Disponível
Sábado	Disponível	Disponível
Domingo	Disponível	Disponível

4° passo: selecionar as avaliações a serem aplicadas para o controle da evolução de cada capacidade física

Depois de determinado o objetivo do atleta, devemos selecionar as avaliações que utilizaremos para controlar a evolução de cada capacidade física.

No exemplo a seguir listamos as capacidades que avaliaremos em um atleta que tem como objetivo baixar seu tempo de prova. Avaliações selecionadas:

- Composição corporal: densidade corporal por Pollock e percentual de gordura por Siri.
- Força máxima: 1 RM para os exercícios de agachamento, supino reto, mesa extensora e flexora.
- Resistência de força: número máximo de repetições com 60% 1 RM nos exercícios de agachamento, supino reto, mesa extensora e flexora.
- Flexibilidade: distância alcançada no banco de Wells.
- Capacidade aeróbia: teste de análise de gases ($VO_{2máx}$ e limiares 1 e 2), teste de *functional threshold power* (FTP) ciclismo (20 min ou 1 hora).
- Potência de membros inferiores: *squat jump* e CMJ.
- Resistência anaeróbia: teste de Wingate (30 segundos).

5° passo: entender o calendário do atleta e defini-lo para o planejamento da periodização, priorizando as principais metas a serem alcançadas

Exemplo: 5 meses de período de preparação e 1 mês de período de competição.

6° passo: selecionar as capacidades físicas gerais e especiais que deverão ser orientadas no programa de treinamento

Capacidades físicas

Gerais	Especiais
Resistência aeróbia	Resistência anaeróbia lática
Resistência de força (geral)	Potência
Força máxima	Resistência de força (especial)
Flexibilidade	

7° passo: definir os métodos de treinamento utilizados para cada capacidade física

Métodos de treinamento das capacidades físicas

Capacidades físicas	Métodos
Resistência aeróbia	Contínuo/intervalado extensivo
Resistência anaeróbia lática	Intervalado extensivo/intervalado intensivo
Resistência de força geral e especial	Circuito/repetição
Potência	Repetição
Força máxima	Repetição
Flexibilidade	Estático/passivo

8° passo: definir a duração do macrociclo e de cada período

Meses	Janeiro	Fevereiro	Março	Abril	Maio	Junho
Períodos	Preparatório					Competição

9° passo: definir o tempo destinado para cada fase

Meses	Janeiro	Fevereiro	Março	Abril	Maio	Junho
Períodos	Preparatório					Competição
Fases	Geral		Especial			Pré-competitivo/competitivo

10° passo: distribuir e classificar os mesociclos no macrociclo

Meses	Janeiro	Fevereiro	Março	Abril	Maio	Junho
Períodos	Preparatório					Competição
Fases	Geral		Especial			Pré--competitivo/competitivo
Mesociclos	Preparatório 1	Preparatório 2	Preparatório 3	Preparatório 4		Competitivo

Podem ser analisados também o tipo e o tempo destinados para cada mesociclo, que terá como principais funções a adaptação, a recuperação e/ou a manutenção das capacidades físicas.

11° passo: definir e classificar os microciclos

Meses	Janeiro				Fevereiro				Março				Abril				Maio				Junho			
Períodos	Preparatório																				Competição			
Fases	Geral								Especial												PC/C			
Mesociclos	Preparatório 1								Preparatório 2				Preparatório 3				Preparatório 4				C			
Semanas	1	2	3	4	5	6	7	8	9	10	11	12	13	14	15	16	17	18	19	20	21	22	23	24
Microciclos	CO	P	P	P	R	P	P	CO	P	P	P	R	P	P	P	R	P	P	P	CO	C1	R	PC	C2

C: competitivo; CO: controle; P: preparação; PC: pré-competitivo; R: recuperativo.

12° passo: determinar os momentos das avaliações ao longo da periodização

Meses	Janeiro				Fevereiro				Março				Abril				Maio				Junho			
Períodos	Preparatório																				Competição			
Fases	Geral								Especial												PC/C			
Mesociclos	Preparatório 1								Preparatório 2				Preparatório 3				Preparatório 4				C			
Semanas	1	2	3	4	5	6	7	8	9	10	11	12	13	14	15	16	17	18	19	20	21	22	23	24
Microciclos	CO	P	P	P	R	P	P	CO	P	P	P	R	P	P	P	R	P	P	P	CO	C1	R	PC	C
Controle	X			X																X				

C: competitivo; CO: controle; P: preparação; PC: pré-competitivo; R: recuperativo.

13° passo: definir o grau de importância de cada capacidade em cada período de treinamento

Como visto anteriormente, no microciclo devem estar bem identificados os objetivos da preparação em determinado momento. Por isso, deve-se estabelecer o grau de importância de cada capacidade física, fazendo constar a ênfase adaptativa a ser atribuída a cada capacidade. Essas ênfases podem ser divididas da seguinte maneira:

- Alta ênfase adaptativa para a capacidade: 3.
- Média ênfase adaptativa para a capacidade: 2.
- Manutenção ou baixa ênfase adaptativa para a capacidade: 1.

Meses	Janeiro				Fevereiro				Março				Abril				Maio				Junho			
Períodos	Preparatório																			Competição			
Fases	Geral												Especial							PC/C			
Mesociclos	Preparatório 1								Preparatório 2				Preparatório 3				Preparatório 4				C			
Semanas	1	2	3	4	5	6	7	8	9	10	11	12	13	14	15	16	17	18	19	20	21	22	23	24
Microciclos	CO	P	P	P	R	P	P	CO	P	P	P	R	P	P	P	R	P	P	P	CO	C1	R	PC	C2
Controles	X				X															X				
Tarefas	Análise qualitativa																							
Resistência Z1	3												1								1			
Resistência Z2	3												2								1			
Resistência Z3	2												3								3			
Resistência Z4	1												3								3			
Resistência Z5	1												3								3			
Resistência força geral e especial	G (3)												E (3)								1			
Força máxima	3												1								1			
Potência	1												3								2			
Flexibilidade	2												1								1			
Tático (ritmo de prova)	1												2 e 3								3			

Zonas de intensidade de treinamento de resistência: Z1 = 10-20% abaixo da velocidade do limiar ventilatório (L1); Z2 = velocidade do limiar ventilatório (L1); Z3 = acima do limiar ventilatório (L1); Z4 = velocidade do ponto compensatório (limiar 2); Z5 = 10-20% acima da velocidade do limiar 2.

C: competitivo; CO: controle; E: especial; G: geral; P: preparação; PC: pré-competitivo; R: recuperativo.

14° passo: definir o número de sessões dedicadas a cada capacidade em cada microciclo, bem como a distância semanal a ser percorrida

Meses	Janeiro				Fevereiro				Março				Abril				Maio				Junho			
Períodos	Preparatório																				Competição			
Fases	Geral								Especial												PC/C			
Mesociclos	Preparatório 1								Preparatório 2				Preparatório 3				Preparatório 4				C			
Semanas	1	2	3	4	5	6	7	8	9	10	11	12	13	14	15	16	17	18	19	20	21	22	23	24
Microciclos	CO	P	P	P	R	P	P	CO	P	P	P	R	P	P	P	R	P	P	P	CO	C1	R	PC	C2
Controle	X							X												X				
Tarefas	Análise qualitativa																							
Resistência Z1	3								1												1			
Resistência Z2	3								2												1			
Resistência Z3	2								3												3			
Resistência Z4	1								3												3			
Resistência Z5	1								3												3			
Resistência força geral e especial	G (3)								E (3)												G (1) e E (2)			
Força máxima	3								1												1			
Potência	1								3												2			
Flexibilidade	2								1												1			
Tático (ritmo de prova)	1								2 e 3												3			

Análise quantitativa

Tarefas																								
Resistência Z1 (km)	52,5	77	84	91	52,5	94,5	105	52,5	63	66	69	30	63	66	69	30	34,5	36	37,5	15	12	10	15	0
Frequência semanal Z1	2	3	3	3	1	3	3	2	1	1	1	1	1	1	1	1	1	1	1	1	1	1	1	0
Resistência Z2 (km)	45	66	72	78	81	90	45	63	63	66	69	30	63	66	69	30	69	72	75	30	24	20	30	24
Frequência semanal Z2	2	3	3	3	3	3	1	2	2	2	2	1	2	2	2	1	2	2	2	2	1	1	1	1
Resistência Z3 (km)	30	44	48	52	54	60	30	94,5	94,5	99	103,5	45	94,5	99	103,5	45	103,5	108	112,5	45	36	30	45	36
Frequência semanal Z3	1	2	2	2	2	2	1	3	3	3	3	1	3	3	3	1	3	3	3	1	2	2	2	1
Resistência Z4 (km)	15	22	24	26	27	30	15	63	63	66	69	30	63	66	69	30	103,5	108	112,5	45	36	30	45	36
Frequência semanal Z4	1	1	1	1	1	1	1	3	3	3	3	1	3	3	3	1	3	3	3	2	2	2	2	1
Resistência Z5 (km)	7,5	11	12	13	13,5	15	7,5	31,5	31,5	33	34,5	15	31,5	33	34,5	15	34,5	36	37,5	15	12	10	15	12
Frequência semanal Z5	1	1	1	1	1	1	1	2	2	2	2	1	2	2	2	1	2	2	2	1	1	1	2	1
Resistência força geral e especial	1	2	2	2	2	2	1	3	3	3	3	1	2	2	2	1	1	1	1	1	1	1	1	0
Força máxima	1	2	2	2	2	2	1	1	1	1	1	1	2	2	2	1	1	1	1	1	0	0	0	0
Potência	0	0	0	0	0	0	0	2	2	2	2	1	2	2	2	1	2	2	2	1	1	1	1	0
Flexibilidade	1	2	2	2	2	2	1	1	1	1	1	1	1	1	1	1	1	1	1	1	1	1	1	1
Total de tarefas no microciclo	10	16	16	16	16	16	9	18	18	18	18	8	17	17	17	10	17	17	17	11	10	9	10	5
Volume (km) microciclo	150	220	240	260	270	300	150	315	315	330	345	150	315	330	345	150	345	360	375	150	120	100	150	108

Zonas de intensidade de treinamento de resistência: Z1 = 10-20% abaixo da velocidade do limiar ventilatório (L1); Z2 = velocidade do limiar ventilatório (L1); Z3 = acima do limiar ventilatório (L1); Z4 = velocidade do ponto compensatório (limiar 2); Z5 = 10-20% acima da velocidade do limiar 2.

O aumento de volume nos microciclos de preparação varia em aproximadamente 5 a 10%, reduzindo nos microciclos recuperativos.

C: competitivo; CO: controle; E: especial; G: geral; P: preparação; PC: pré-competitivo; R: recuperativo.

15° passo: descrever um microciclo de avaliações (controle)

Ao elaborarmos um microciclo de avaliações, devemos tomar alguns cuidados em relação à sequência em que os testes serão realizados. Dependendo da ordem de aplicação dessas avaliações, uma pode influenciar no resultado de outras devido a fatores como a depleção de substratos energéticos e a magnitude de dano tecidual proporcionada.

Dias/ período	Segunda	Terça	Quarta	Quinta	Sexta
Manhã	Composição corporal + flexibilidade	Potência	Resistência aeróbia	Resistência de força	Descanso
Tarde	1 repetição máxima (RM)	Resistência anaeróbia	Descanso	Descanso	Descanso

16° passo: descrever um microciclo de cada fase do macrociclo com suas respectivas sessões de treinamento

- Microciclo descrito: 7.
- Período: preparatório.
- Fase: geral.

Distribuição das sessões ao longo do microciclo 7

		Segunda	Terça	Quarta	Quinta	Sexta	Sábado	Domingo
Capacidade física	Manhã	• Flexibilidade (método 3S), membros superiores e inferiores e intensidade: 7-9 PSD • Resistência Z1 (método contínuo)	• Força máxima (5 exercícios: 3 × RM) • Pausa: 2-5 min • Resistência Z4 (método intervalado extensivo longo: 10 × 3 km) • Pausa de 2-4 min entre tiros	• Flexibilidade (método 3S), membros superiores e inferiores e intensidade: 7-9 PSD • Resistência Z2 (método contínuo)	• Res. força (10 exercícios: 3 × 15 RM) • Pausa: 1-2 min • Resistência Z3 (método contínuo)	• Força máxima (5 exercícios: 3 × RM) • Pausa: 2-5 min • Resistência Z1 (método contínuo	• Resistência Z5 (método intervalado extensivo: 5 × 3 km) • Pausa de 2-8 min (entre tiros)	–
	Tarde	Resistência Z3 (método contínuo variável)	Resistência Z1 (método contínuo)		Resistência Z2 (método contínuo)		• Resistência força (10 exercícios: 3 × 20 RM) • Pausa: 1-2 min • Resistência Z2 (método contínuo)	–
Volume	Manhã	30 km	30 km	30 km	30 km	45 km	15 km	
	Tarde	30 km	30 km		30 km		30 km	

PSD: percepção subjetiva de desconforto; RM: repetição máxima.

- Descrição dos exercícios de resistência de força: *leg press*, agachamento, *hip thrust*, supino reto, puxador atrás, barra fixa, rosca direta, tríceps na polia, panturrilha em pé, abdominais supra e oblíquo.
- Descrição dos exercícios de força máxima: supino, remada aberta, agachamento total, *hip thrust*, *leg press*.
- Microciclo descrito: 14 (preparatório).
- Período: preparatório.
- Fase: especial.

Distribuição das sessões ao longo do microciclo 14

		Segunda	Terça	Quarta	Quinta	Sexta	Sábado	Domingo
Capacidade física	Manhã	• Flexibilidade (método FNP), membros superiores e inferiores e intensidade: 7-9 PSD + potência (4 exercícios: 4 × 6 repetições, pausa de 3-5 min)	• Força máxima (5 exercícios: 3 × RM), pausa: 2-5 min • Resistência Z4 (método intervalado extensivo longo: 2 × 12,5 km); pausa de 4-8 min entre tiros	Potência (4 exercícios: 4 × 6 repetições, pausa de 3-5 min)	• Resistência Z5 (método intervalado extensivo: 11 × 1,5 km, pausa de 2-8 min entre tiros)	• Resistência Z4 (método contínuo)	Off	• Resistência Z4 (método intervalado extensivo longo: 2 × 10 km); pausa de 4-8 min entre tiros
	Tarde	• Resistência Z5 (método intervalado extensivo: 3 × 5 km, pausa de 2-6 min entre tiros + resistência Z3 (método contínuo variável)	• Resistência Z3 (contínuo uniforme) + resistência Z1 (contínuo uniforme)	Off	• Resistência Z2 (método contínuo)	• Resistência Z3 (método contínuo)	• Resistência força (10 exercícios: 3 × 20 RM), pausa: 1-2 min • Resistência Z2 (método contínuo)	Off
Volume	Manhã		25 km		16,5 km	18 km		20 km
	Tarde	15 km + 33 km	30 km + 63 km		33 km	31,5 km	30 km	

FNP: facilitação neuroproprioceptiva; min: minutos; RM: repetição máxima.

- Descrição dos exercícios de potência: supino lançado, desenvolvimento com halter e *leg press* lançado (50% de 1 RM), *squat jump* (20-30% de 1 RM).
- Descrição dos exercícios de resistência de força: 4 tiros em rampa de 40 segundos, mesa extensora, agachamento completo, *hip thrust*, supino reto, puxador frente, barra fixa, rosca direta, tríceps testa, panturrilha sentado, abdominais supra e infra.
- Descrição dos exercícios de força máxima: supino, remada aberta, agachamento total, *hip thrust*, *leg press*.
- Microciclo descrito: 24.
- Período: competição.
- Fase: competitiva.

Distribuição das sessões ao longo do microciclo 24

		Segunda	Terça	Quarta	Quinta	Sexta	Sábado	Domingo
Capacidade física	Manhã	Flexibilidade (método 3S), membros superiores e inferiores e intensidade: 7-9 PSD	Off	Potência (4 exercícios: 4 × 6 repetições, pausa de 3-5 min)	Resistência Z5 (método contínuo)	Resistência Z2 (método contínuo)	Off	Competição 40 km
	Tarde	Resistência Z4 (método intervalado extensivo longo: 3 × 12 km); pausa de 4-8 min entre tiros	Resistência Z3 (contínuo variável)	Off	Off		Off	Off
Volume	Manhã				12 km	24 km		40 km
	Tarde	36 km	36 km					

min: minutos; PSD: percepção subjetiva de desconforto.

- Descrição dos exercícios de potência: supino lançado, desenvolvimento com halter e *leg press* lançado (50% de 1 RM), *squat jump* (20-30% de 1 RM).

Periodização para triatlo

1° passo: definir os objetivos do programa de treinamento

O atleta a ser treinado é especialista nas distâncias do *short* e olímpico. Nessa categoria as distâncias são 750 m, 20 km e 5 km para natação, ciclismo e corrida, respectivamente, no *short* triatlo; e 1.500 m, 40 km e 10 km, respectivamente, para o olímpico. Essas provas têm duração média de 50 a 130 minutos, e são realizadas em intensidades próximas do limiar 2 (ponto de compensação respiratória), ou seja, alta intensidade.

2° passo: analisar o histórico de treinamento do atleta e os resultados das avaliações anteriores

Analisar o histórico de treinamento do atleta e seus resultados de avaliações anteriores, fornecendo informações que possibilitem a elaboração do programa de treinamento para baixar seu tempo na prova do triatlo olímpico.

Tempo de prática	Nível (regional, estadual, nacional, internacional)	Especialidade	Melhores resultados (tempos)
6 anos	Nacional	Provas de triatlo olímpico	132 minutos

3° passo: listar os recursos e carga horária semanal disponíveis

Listar os recursos e a carga horária semanal disponíveis é um procedimento muito importante, pois nos próximos passos, ao destacar a ênfase adaptativa de cada microciclo, esta será atribuída conforme o número de sessões destinadas a cada capacidade nos microciclos. Nos quadros a seguir listamos exemplos de disponibilidade de recursos e de locais de treinamento, bem como de carga horária semanal disponível.

Exemplo de disponibilidade de horários de treinamentos físicos

Horários	Segunda	Terça	Quarta	Quinta	Sexta	Sábado	Domingo
07:00	Disponível	Disponível	Disponível	Disponível	Disponível	Disponível	Disponível
08:00	Disponível	Disponível	Disponível	Disponível	Disponível	Disponível	Disponível
09:00	Disponível	Disponível	Disponível	Disponível	Disponível	Disponível	Disponível
10:00	Disponível	Disponível	Disponível	Disponível	Disponível	Disponível	Disponível
10:30						Disponível	Disponível
12:00						Disponível	Disponível
13:30						Disponível	Disponível
14:00	Disponível	Disponível	Disponível	Disponível	Disponível	Disponível	Disponível
14:30	Disponível	Disponível	Disponível	Disponível	Disponível	Disponível	Disponível
16:30						Disponível	Disponível
17:00							
17:30							
18:00							
18:30							
19:30							
20:00	Disponível	Disponível	Disponível	Disponível	Disponível	Disponível	Disponível
21:00	Disponível	Disponível	Disponível	Disponível	Disponível	Disponível	Disponível
22:00	Disponível	Disponível	Disponível	Disponível	Disponível	Disponível	Disponível

Exemplo de disponibilidade de recursos e de locais para treinamento

	Sala de musculação	Pista	Piscina	Velódromo
Segunda	Disponível	Disponível	Disponível	Disponível
Terça	Disponível	Disponível	Disponível	Disponível
Quarta	Disponível	Disponível	Disponível	Disponível
Quinta	Disponível	Disponível	Disponível	Disponível
Sexta	Disponível	Disponível	Disponível	Disponível
Sábado	Disponível	Disponível	Disponível	Disponível
Domingo	Disponível	Disponível	Disponível	–

4º passo: selecionar as avaliações a serem aplicadas para o controle da evolução de cada capacidade física

Depois de determinado o objetivo do atleta, é preciso selecionar as avaliações que utilizaremos para controlar a evolução de cada capacidade física.

No exemplo a seguir listamos as capacidades que avaliaremos em um atleta que tem como objetivo a redução de seu tempo de prova. Avaliações selecionadas:

- Composição corporal: densidade corporal por Pollock e percentual de gordura por Siri.
- Força máxima: 1 RM para os exercícios de agachamento, supino reto, mesa extensora e flexora, remada aberta.
- Resistência de força: número máximo de repetições com 60% 1 RM nos exercícios de agachamento, supino reto, mesa extensora, flexora e remada aberta.
- Flexibilidade: distância alcançada no banco de Wells.
- Capacidade aeróbia: teste de análise de gases ($VO_{2máx}$, e limiares 1 e 2) na corrida e no ciclismo e teste de limiar de lactato mínimo (Tegtbur) na natação.
- Potência de membros inferiores: *squat jump* e CMJ.

5° passo: entender o calendário do atleta e defini-lo para planejamento da periodização, priorizando as principais metas a serem alcançadas

Exemplo: 5 meses de período de preparação e 1 mês de período de competição.

6° passo: selecionar as capacidades físicas gerais e especiais que deverão ser orientadas no programa de treinamento

Capacidades físicas

Gerais	Especiais
Resistência aeróbia	Resistência anaeróbia lática
Resistência de força (geral)	Potência
Força máxima	Resistência de força (especial)
Flexibilidade	

7° passo: definir os métodos de treinamento utilizados para cada capacidade física

Métodos de treinamento das capacidades físicas

Capacidades físicas	Métodos
Resistência aeróbia	Contínuo/intervalado extensivo
Resistência anaeróbia lática	Intervalado extensivo/intervalado intensivo
Resistência de força geral e especial	Circuito/repetição
Potência	Repetição
Força máxima	Repetição
Flexibilidade	Estático/passivo

8° passo: definir a duração do macrociclo e de cada período

Meses	Março	Abril	Maio	Junho	Julho	Agosto
Períodos			Preparatório			Competição

9° passo: definir o tempo destinado para cada fase

Meses	Março	Abril	Maio	Junho	Julho	Agosto
Períodos		Preparatório				Competição
Fases	Geral		Especial			Pré-competitivo/competitivo

10° passo: distribuir e classificar os mesociclos no macrociclo

Meses	Março	Abril	Maio	Junho	Julho	Agosto
Períodos		Preparatório				Competição
Fases	Geral		Especial			Pré-competitivo/competitivo
Mesociclos	Preparatório 1		Preparatório 2		Preparatório 3	Competitivo

Podem ser analisados também o tipo e o tempo destinados para cada mesociclo, que terá como principais funções a adaptação, a recuperação e/ou a manutenção das capacidades físicas.

11° passo: definir e classificar os microciclos

Meses	Março			Abril			Maio			Junho				Julho					Agosto			
Períodos							Preparatório													Competição			
Fases			Geral						Especial											PC/C			
Mesociclos		Preparatório 1						Preparatório 2					Preparatório 3							C			
Semanas	1	2	3	4	5	6	7	8	9	10	11	12	13	14	15	16	17	18	19	20	21	22	23	24
Microciclos	CO	P	P	P	R	P	P	P	CO	P	P	R	P	P	R	P	P	P	P	R	CO	C1	R	PC	C2

C: competitivo; C1: competição *short*; C2: competição olímpica; CO: controle; P: preparação; PC: pré-competitivo; R: recuperativo.

12° passo: determinar os momentos das avaliações ao longo da periodização

Meses	Março			Abril			Maio			Junho				Julho					Agosto			
Períodos							Preparatório													Competição			
Fases			Geral						Especial											PC/C			
Mesociclos	Preparatório 1							Preparatório 2					Preparatório 3							C			
Semanas	1	2	3	4	5	6	7	8	9	10	11	12	13	14	15	16	17	18	19	20	21	22	23	24
Microciclos	CO	P	P	P	R	P	P	P	CO	P	P	R	P	P	CO	P	P	P	P	R	CO	C1	R	PC	C2
Controle	X							X						X						X			

C: competitivo; C1: competição *short*; C2: competição olímpica; CO: controle; P: preparação; PC: pré-competitivo; R: recuperativo.

13º passo: definir o grau de importância de cada capacidade em cada período de treinamento

Como visto anteriormente, no microciclo devem estar bem identificados os objetivos da preparação em determinado momento. Por isso, deve-se estabelecer o grau de importância de cada capacidade física, fazendo constar a ênfase adaptativa a ser atribuída a cada capacidade. Essas ênfases podem ser divididas da seguinte maneira:

- Alta ênfase adaptativa para a capacidade: 3.
- Média ênfase adaptativa para a capacidade: 2.
- Manutenção ou baixa ênfase adaptativa para a capacidade: 1.

Meses	Março		Abril		Maio		Junho		Julho			Agosto			
Períodos	Preparatório											Competição			
Fases	Geral				Especial							PC/C			
Mesociclos	Preparatório 1				Preparatório 2				Preparatório 3			C			
Semanas	1	2	3	4	5	6	7	8	9	10	11	12	13	14	15	16	17	18	19	20	21	22	23	24
Microciclos	CO	P	P	P	R	P	P	CO	P	P	R	P	P	CO	P	P	P	P	R	CO	C1	R	PC	C2
Controle	X					X							X							X				
Tarefas	Análise qualitativa															
Resistência aeróbia	3				3				2			1			
Resistência anaeróbia lática	1				3				3			3			
Resistência força geral e especial	G (3) e E (1)				G (1) e E (3)				G (1) e E (2)			1			
Força máxima	1				2				1			1			
Potência	1				2				3			2			
Flexibilidade	2				1				1			1			
Tático (ritmo de prova)	1				2				3			3			

C: competitivo; C1: competição *short*; C2: competição olímpica; CO: controle; E: especial; G: geral; P: preparatório; PC: pré-competitivo; R: recuperativo.

14º passo: definir o número de sessões dedicadas a cada capacidade em cada microciclo, bem como a distância semanal a ser percorrida

O grau de importância da capacidade será obtido com base no número de vezes em que ela será treinada no microciclo, ou seja, quanto maior o grau de importância daquela capacidade no microciclo, mais sessões devem ser destinadas a ela.

Modelos práticos de periodização **151**

Meses	Março				Abril				Maio				Junho				Julho				Agosto			
Períodos	Preparatório																				Competição			
Fases	Geral								Especial												PC/C			
Mesociclos	Preparatório 1								Preparatório 2								Preparatório 3				C			
Semanas	1	2	3	4	5	6	7	8	9	10	11	12	13	14	15	16	17	18	19	20	21	22	23	24
Microciclos	CO	P	P	P	R	P	P	CO	P	P	R	P	P	CO	P	P	P	P	R	CO	C1	R	PC	C2
Controle	X							X						X						X				

Análise qualitativa

Tarefas	Preparatório 1 (Geral)	Preparatório 2	Preparatório 3	Competição
Resistência aeróbia	3	3	2	1
Resistência anaeróbia lática	1	3	3	3
Resistência força geral e especial	G (3) e E (1)	G (1) e E (3)	G (1) e E (2)	
Força máxima	1	2	1	1
Potência	1	2	3	2
Flexibilidade	2	1	1	1
Tático (ritmo de prova)	1	2	3	3

Análise quantitativa

Tarefas	1	2	3	4	5	6	7	8	9	10	11	12	13	14	15	16	17	18	19	20	21	22	23	24
Resistência aeróbia	3	6	6	6	3	6	6	3	6	6	5	5	5	3	4	4	4	4	4	2	2	2	2	1
Resistência anaeróbia lática	1	2	2	2	1	2	2	1	3	3	1	1	1	1	3	3	3	3	2	1	3	2	2	2
Resistência força geral e esp.	1	2	2	2	1	2	2	1	3	3	2	2	2	2	2	2	2	2	2	1	1	0	0	0
Força máxima	1	2	2	2	1	2	2	1	1	1	1	1	1	1	1	1	1	1	1	1	1	0	0	0
Potência	0	0	0	0	0	0	0	0	2	2	1	1	1	1	3	3	3	3	3	2	0	1	1	1
Flexibilidade	1	2	2	2	2	2	2	1	1	1	1	1	1	1	1	1	1	1	1	1	1	1	1	1
Tático (ritmo de prova)	0	0	0	0	0	0	1	0	1	1	1	1	1	1	1	1	1	1	1	1	3	2	3	1
Total de tarefas no microciclo	7	14	14	14	8	14	15	7	16	16	12	11	11	10	14	14	14	14	11	9	12	9	9	7
Volume (km) microciclo corrida	25	45	50	55	30	55	55	50	50	55	30	60	55	60	60	60	60	60	30	30	20	20	30	25
Volume (km) microciclo natação	30	45	50	55	30	60	60	63	66	60	35	70	70	70	70	70	70	35	20	35	15	28	21	14
Volume (km) microciclo ciclismo	150	220	240	260	270	300	150	150	330	315	315	345	345	345	345	360	80	150	150	100	100	150	108	

O aumento de volume nos microciclos de preparação varia em aproximadamente 5 a 10%, reduzindo nos microciclos recuperativos.
C: competitivo; C1: competição short; C2: competição olímpica; CO: controle; E: especial; G: geral; P: preparatório; PC: pré-competitivo; R: recuperativo.

15° passo: descrever um microciclo de avaliações (controle)

Ao elaborarmos um microciclo de avaliações, devemos tomar alguns cuidados em relação à sequência em que serão realizadas. Dependendo da ordem de aplicação dessas avaliações, uma pode influenciar no resultado de outras devido a fatores como a depleção de substratos energéticos e a magnitude de dano tecidual proporcionada.

Dias/período	Segunda	Terça	Quarta	Quinta	Sexta
Manhã	Composição corporal + flexibilidade	Potência	Resistência aeróbia	Resistência de força	Descanso
Tarde	1 repetição máxima (RM)	Resistência anaeróbia	Descanso	Descanso	Descanso

16° passo: descrever um microciclo de cada fase do macrociclo com suas respectivas sessões de treinamento

- Microciclo descrito: 6.
- Período: preparatório.
- Fase: geral.
- Microciclo: preparatório.

Distribuição das sessões ao longo do microciclo 6

		Segunda	Terça	Quarta	Quinta	Sexta	Sábado	Domingo
Capacidade física	Força máxima	• 4 exercícios: 3 × 4 RM • Pausa: 2-5 min			• 4 exercícios: 3 × 4 RM • Pausa: 2-5 min			
	Resistência força		• 10 exercícios: 3 × 15 RM • Pausa: 1- 2 min			• 10 exercícios: 3 × 15 RM • Pausa: 1-2 min		
	Potência	–	–	–	–	–	–	–
	Flexibilidade		• Método 3S • Volume: 3 séries membros superiores e inferiores • Intensidade: 7-9 PSD				• Método 3S • 3 séries membros superiores e inferiores • Intensidade: 7-9 PSD	
	Resistência aeróbia	• Contínuo, uniforme e variado • Volume: 10 km • Intensidade: entre Z1 e Z3 (natação)	• Contínuo e uniforme • Intensidade: entre Z1 e Z2 • Volume: 20 km (corrida) + contínuo, uniforme e variado • Volume: 60 km. • Intensidade: entre Z1 e Z3 (ciclismo)	• Contínuo, uniforme e intervalado extensivo • Volume: 10 km • Intensidade: entre Z1 e Z4 (natação) + contínuo, uniforme e variado • Volume: 40 km • Intensidade: entre Z1 e Z3 (ciclismo)	• Contínuo, uniforme e variado • Volume: 10 km • Intensidade: entre Z1 e Z3 (natação)	• Contínuo e uniforme • Intensidade: Z1 • Volume: 10 km (corrida) + contínuo, uniforme e variado • Volume: 13 km • Intensidade: entre Z1 e Z3 (natação)	• Contínuo, uniforme e variado • Volume: 12 km • Intensidade: entre Z1 e Z3 (natação) + contínuo, uniforme e variado • Volume: 100 km • Intensidade: entre Z1 e Z3 (ciclismo)	• Contínuo e uniforme • Intensidade: entre Z1 e Z2 • Volume: 15 km (corrida) + contínuo, uniforme e variado • Volume: 50 km • Intensidade: entre Z1 e Z4 (ciclismo)
	Resistência anaeróbia lática	• Intervalado extensivo longo: 10 × 1.000 m, na velocidade do limiar 2 • Pausa: 2-4 min (passiva) (corrida)			• Intervalado extensivo longo: 10 × 2.000 m, na velocidade do limiar 2 • Pausa: 2-4 min (passiva) (ciclismo)			

min: minutos; PSD: percepção subjetiva de desconforto; RM: repetição máxima.

- Descrição dos exercícios de força máxima: supino reto, agachamento livre total, remada aberta e *leg press*.
- Descrição dos exercícios de resistência de força: 4 tiros em rampa de 40 segundos, mesa extensora, agachamento completo, *hip thrust*, supino reto, puxador frente, barra fixa, rosca direta, tríceps testa, panturrilha sentado, abdominais supra e infra.
- Microciclo descrito: 19.
- Período: preparatório.
- Fase: especial.
- Microciclo: recuperativo.

Distribuição das sessões ao longo do microciclo

		Segunda	Terça	Quarta	Quinta	Sexta	Sábado	Domingo
Capacidade física	Força máxima	• 4 exercícios: 3 × 2-4 RM • Pausa: 2-5 min						
	Resistência força		• 10 exercícios: 3 × 15 RM • Pausa: 1-2 min					
	Potência			• 4 exercícios: 3 × 5-8 repetições • Pausa: 2-5 min				
	Flexibilidade	• Método tradicional • Volume: 3 × 30 min (membros superiores e inferiores) • Intensidade: 7-9 PSD						
	Resistência aeróbia		• Contínuo e uniforme • Intensidade: entre Z1 e Z2 • Volume: 20 km (corrida)	• Contínuo, uniforme e intervalado extensivo • Volume: 10 km • Intensidade: entre Z1 e Z4 (natação)	• Contínuo e uniforme • Intensidade: entre Z1 e Z2 • Volume: 10 km (corrida)	• Contínuo, uniforme e variado • Volume: 60 km • Intensidade: entre Z1 e Z3 (ciclismo)		
	Resistência anaeróbia lática		• Contínuo + intervalado extensivo médio 10 km • Intensidade: Z4 • Pausa: 2-4 min (natação)					• Intervalado extensivo longo: 20 × 1.000 m, na velocidade do limiar 2 • Pausa: 2-4 min (passiva) (ciclismo)

min: minutos; PSD: percepção subjetiva de desconforto; RM: repetição máxima.

- Descrição dos exercícios de força máxima: supino reto, agachamento livre total, remada aberta e *leg press*.
- Descrição dos exercícios de resistência de força: 4 tiros em rampa de 40 segundos, mesa extensora, agachamento completo, *hip thrust*, supino reto, puxador frente, barra fixa, rosca direta, tríceps testa, panturrilha sentado, abdominais supra e infra.
- Descrição dos exercícios de potência: *squat jumps*, supino lançado, *leg press* lançado, barra fixa.
- Microciclo descrito: 21.
  - Período: competitivo.
  - Fase: competitiva.
- Microciclo: recuperativo.

Distribuição das sessões ao longo do microciclo

		Segunda	Terça	Quarta	Quinta	Sexta	Sábado	Domingo
Capacidade física	Força máxima	▪ 4 exercícios: 3 × 2-4 RM ▪ Pausa: 2-5 min						Competição *short* triatlo*
	Resistência força		▪ 9 exercícios: 3 × 15 RM ▪ Pausa: 1-2 min					
	Potência			▪ 4 exercícios: 3 × 5-8 repetições ▪ Pausa: 2-5 min				
	Flexibilidade	▪ Método tradicional ▪ Volume: 3 × 30 s membros superiores e inferiores ▪ Intensidade: 7-9 PSD						
	Resistência aeróbia	▪ Contínuo uniforme e contínuo variável ▪ Volume: 7 km ▪ Intensidade: entre Z1 e Z4 (natação)		▪ Contínuo e uniforme ▪ Intensidade: Z4 ▪ Volume: 5 km (corrida)				
	Resistência anaeróbia lática	▪ Intervalado ext. longo ▪ Volume: 5 × 2 km ▪ Intensidade: Z4 ▪ Pausa: 2-6 min (corrida)	▪ Contínuo + intervalado extensivo médio 7 km ▪ Intensidade: Z4 ▪ Pausa: 2-4 min (natação)		▪ Contínuo e uniforme (80 km) + intervalado ext. longo: 20 × 1.000 m, na velocidade do limiar 2 Pausa: 2-4 min (passiva) (ciclismo)			

* Nessa categoria as distâncias são 750 m, 20 km e 5 km para natação, ciclismo e corrida, respectivamente (os volumes das provas serão contabilizados no volume total desse microciclo competitivo).

min: minutos; PSD: percepção subjetiva de desconforto; RM: resistência máxima; s: segundos.

- Descrição dos exercícios de força máxima: supino reto, agachamento livre total, remada aberta e *leg press*.
- Descrição dos exercícios de resistência de força: mesa extensora, agachamento completo, *hip thrust*, supino reto, barra fixa, tríceps testa, panturrilha sentado, abdominais supra e infra.
- Descrição dos exercícios de potência: *squat jumps*, supino lançado, *leg press* lançado, barra fixa.

REFERÊNCIAS

1. Manso MG, Valdivieso NM, Caballero JAR. Bases teóricas del entrenamiento deportivo: principios e aplicaciones. Madrid: Gymnos; 1996.
2. Matveev LP. Teoría general del entrenamiento deportivo. Barcelona: Paidotribo; 2001.
3. Monteiro AG, Lopes CR. Periodização esportiva: estruturação do treinamento. São Paulo: AG Editora; 2014.
4. Haugen T, Sandbakk Ø, Seiler S, Tønnessen E. Sports Med Open. 2022;8(1):46.
5. Fleck SJ. Periodized strength training: a critical review. J Strength Cond Res. 1999;13(1):82-9.
6. Mujika I, Padilla S, Pyne D, Busso T. Physiological changes associated with the pre-event tapering in athletes. Sports Med. 2004;(34):891-927.
7. Mujika I. Identifying optimal overload and tapering in elite swimmers over time. J Sports Sci Med. 2013;(12):668-78.
8. Rowbottom DG. Periodization of training. Exerc Sport Sci Rev. 2000;499-512.
9. Fleck SJ, Kraemer WJ. Fundamentos do treinamento de força muscular. 3 ed. Porto Alegre: Artmed; 2006.
10. Poliquin C. Five steps to increasing the effectiveness of your strength training program. Natl Strength Cond Assoc J. 1988;10:34-9.
11. Rhea MR, Ball SD, Phillips WT, Burkett LN. A comparison of linear and daily undulating periodized programs with equated volume and intensity for strength. J Strength Cond Res. 2002;16:250-5.
12. Guedes DP. Estudo da gordura corporal através da mensuração dos valores de densidade corporal e da espessura de dobras cutâneas em universitários. Kinesis. 1985:1(2).
13. Bompa TO. Periodização: teoria e metodologia do treinamento. São Paulo: Phorte; 2002.

Índice remissivo

A

Abdome 84, 85
Abdução do quadril 73
Abdutores e adutores 84
Ações cinesiológicas 77
    excêntricas 11
    isométricas 12
    musculares 41
        concêntricas 10
Agachamento
    hack 73
    livre com barra 49
    no Smith 73
Amplitude de movimento 42
Anatomia muscular 1
Avanço
    com barra 50
    com saltos 52

B

Bíceps braquial 81
Big gear 50
Búlgaro com saltos 52

C

Cadeira
    extensora 73
    flexora 73

Cadência biológica 22
Cargas
    competitivas 24
    especiais 23
    gerais 23
Ciclismo 56
    de resistência 57, 67
Ciclo alongamento-encurtamento 12, 14
Corrida 46
Crawl 62
Curva de recuperação 32

D

Deltoide 79
Dorsal 78
Drops pélvicos 70

E

Energia elástica 51
Equalização do volume 59
Especificidade 23
Esportes
    cíclicos 26
    de resistência 44
Extensão de tornozelo em pé 56

F

Fascículo muscular 3
Fase de balanço 47
Fibra(s)
    muscular(es) 3, 14
    do tipo I 4
    do tipo II 4
Filamentos finos 15
Força máxima 34, 46, 97
Fuso muscular 6

G

Glúteo 82, 83
Grupos musculares 1

H

Hang clean 68
Hidrólise do ATP 17
Hipertrofia muscular 35

I

Intensidade 37
Intervalo
    completo 28
    curto 28
    rígido 28
Íons Ca^{+2} 16
Ironman 67
Isquiotibial 80, 81

L

Leg press 58, 73
Levantamento terra 60

M

Macrociclo 105, 108
Manifestações da força 88
Máquina de adução 73
Mecanismo da contração muscular 16
Mesociclo 105, 109
Microciclo 110
    competitivo 111
    de controle 111
    de preparação 111
    pré-competitivo 111
    recuperativo 111
Miosina 15
Modelo de periodização 104
Movimentos
    reflexos 6
    rítmicos 6
    voluntários 6
Músculo
    esquelético 1
    quadríceps 79, 80
    da panturrilha 51
    gastrocnêmio 56
    sinergistas 77

N

Natação 61
Natureza da carga 23

O

Ordem dos exercícios 41
Organização da periodização do
    treinamento 105
Órgão tendinoso de Golgi 8

P

Paravertebral 85
Pausa 39
Peitoral 77
Periodização
    do treinamento 46, 104
    linear 112
    ondulatória 112
Período(s)
    competitivo 107
    de preparação 104
    preparatório 106
    transitório 108
Pistol squat 50, 51
Potência 36, 46, 100
Potencial de treinamento 24
Power clean 68
Propriocepção 6

R

Recuperação
    ativa 29
    passiva 29
Resistência de força 36

S

Saltos
    com ações concêntricas 53
    pliométricos 54
Sarcômero 1, 2
Squat jump 51

Step

    downs 70
    ups 70
Stiffness 68
Substratos energéticos 19

T

Teoria da supercompensação 31
Tibial anterior 83
Tipo
    IIA 4
    IIX 4
Torque
    externo 47
    interno 47
Treinamento específico 44
Triatlo 66
Tríceps
    braquial 82
    sural 83

V

Variáveis do treinamento de força 37
Velocidade de execução 40
Via energética 19
Volume 38
    da carga 27
Voo 47

W

Wall slide 70
Wingate 62